KB152060

著者 高木健太郎
監修者 丁 種 善

삼성서관

머리말

　내가 초등학교 3학년 어느 날에 경험한 일이다.

　그날밤 어머니께서 심한 위통을 일으켰다가 아버님 께서 간호하여 간신히 진정이 되었다. 그 후 기후의 변 화가 있거나 정신적인 스트레스가 쌓이면 어머니께서 는 심한 통증을 일으켰습니다. 그것이 바로 위경련이 었습니다.

　이 위경련은 10여년이 지난 후 내가 의과대학을 졸업 할 때까지 계속되었습니다. 처음에는 아버님께서 어 머님에게 진통제를 썼으나 습관성이 될까 걱정이 되어서인지 나에게 주물러 드리던가 눌러드리던가 전심전력을 하여 가능한한 약을 사용하지 않았습니다.

이럴 때에 위에 피부분절의 닿는 추골(椎骨) (제11~12흉추 제1~2요추의 높은 부위)의 양쪽을 엄지손가락과 둘째손가락으로 눌러드리면 위에 통증이 줄어든다고 주문을 해왔습니다. 이 일로 해서 나는 지압의 개념을 알게 되었습니다.

코에 피가 나오면 출혈하는 혈관을 누르기 위하여 종이를 비벼서 코속을 막는 방법도 있으나 후두부를 손으로 때리거나 흉부의 양쪽을 강하게 누르면 잘 그치는 것을 누구나 한번쯤은 경험을 하였을 것입니다.

여기에서 최상의 지압과 같은 것이 있을 것입니다. 머리의 뒤통수의 움푹 들어간 곳을 백회(百會)라고 말하나 옛날 사람들은 여기에 있는 털을 세 개만 뽑으면 코피가 그친다고 하였으며 이것은 똑같은 해석이 되는 것입니다.

  동양에서는 몇 백년전 옛날부터 병의 예방을 위하여
침과 뜸을 인간의 경험으로 만들어 놓은 것입니다.

  이러한 것은 현대과학의 귀납법(歸納法)이 아니라 직
감적으로 느끼는 것이므로 처음부터 정해 놓은 것이
아니라 현대인에게는 잘 납득이 안가는 것이다. 그러
나 확실한 것은 효과를 볼 수가 있다는 사실이다. 병은
치료가 될 수 있다는 사실을 버리면 이해가 될 것이다.

  이 책은 일상 가정에서 누구나가 할 수 있게 지압 및
뜸 즉효의 위치를 실기의 사진으로 소개함과 동시에
특히 잘듣는 60경혈을 찾아 응급처치는 물론 만성의
병에도 효과가 있도록 편집하였다.

차 례

병별, 자신이 치료하는 경혈

굳기, 마비를 없애는 즉효경혈

즉효경혈 60혈

경혈과 경락의 의의

동양의학에서는 인간이 살아가는 것도 자연현상의 하나로서 취급한다. 해가 동쪽에서 뜨고 서쪽으로 지며 물은 높은 곳에서 낮은 곳으로 흐르고 초목은 봄이 되면 꽃을 피운 후 열매를 맺고 그리고 시들듯이 인간도 또한 자연의 섭리에 따라 태어났다가 언젠가는 흙으로 돌아가는 것이다. 자연계의 폭풍이나 비바람이 불듯이 인간의 몸 상태도 좋을 때와 좋지 않을 때가 있어 병이라는 형태로 나타나는 이것들에 대해서 어디까지나 자연의 이치에 맞도록 치료를 하는 것이 동양의학의 근본이라 할 수 있다.

병을 자연의 섭리에 따라 고친다는 것은 특별히 깊은 의학적, 과학적 지식이나 점문적인 기술을 필요로 하는 것이 아니므로 치료의 요령만 터득하면 가정에서도 간단히 치료를 할 수 있다. 또한 병의 예방이나 건강유지에도 좋다는 것이 동양의학의 커다란 장점이라고 할 수가 있으며 거기에다 병의 원인이 된다는 양에 의한 부작용이나 후휴증 등의 염려도 없다. 누구나 갖고 있는 자연치유력을 높여 정상적이며 건강한 상태로 되돌리는 것이 목적이므로 시일이 오래 걸리는 단점이 있지만 그 반면에 만성병이나 불치병도 때로는 놀라울 정도로 효과를 볼 수가 있다.

동양의학에서는 장부(臟腑)라는 사고 방식이 있어 인체의 기능(내장)은 6장 6부로 나누고 있다. 6장이란 폐·비장·심장·신장·간장·심포(心包)를 말하고 6부란 대장·소장·위장·방광·담·삼초(三焦)를 말한다. 심포·삼초라는 말은 귀에 생소한 듯한 말인데 심포란 사람이 살아가는 데에 가장 중요한 심장을 싸고 있는 장기를 가정하고 심장과 함께 혈액 순환의 작용을 하는 혈관 등을 총칭한 것이라고 생각하면 된다. 삼초라는 것은 독립한 기관이 아니라고 한다.

즉, 에너지 대사의 근원은 세 가지(호흡기관, 소화기관, 비뇨배설)로 나누어서 생각한 것이며 현대의 생리학에서는 임파계를 말하고 있다고 생각된다. 또 비장도 현대의 해부 생리학에서는 비장이 아니라 췌장을 가리키고 있다고 생각하는 것이 마땅하다.

이처럼 6장 6부는 인간의 생명에 있어서 중요한 작용을 하고 이 6장 6부를 돌아서 기혈(氣血)이라는 일종의 에너지를 배급하고 있는 순환계를 돌아다니고 있으며, 이것이 후자에 말한 경락이라는 것이다.

그래서 다음에 경혈이 되지만 경혈의 수는 중국의 옛 사전에는 365여개나 있다고 하며, 어떤 일정한 규정으로 인체의 각 부분에 퍼져 있다.

경혈은 기(氣)라는 눈에 보이지 않는 일종의 에너

지가 출입하는 곳이 분명하며 앞서 말한 6장 6부와 관계가 있어 체내에 이상이 생기면 이것과 관계가 있는 점 즉, 경혈에는 어떠한 반응이 나타난다고 생각하고 있다.

이와같이 병의 반응으로서 신체의 여기 저기에 나타나는 경혈이라는 점을 앞에서 말한 6장 6부의 기능에 따라서 각각 체계화하여 연결한 것이 바로 경락이다. 그러므로 인간의 신체에는 6장 6부, 합해서 12개(좌우 대칭이므로 24개)의 정경 12경이라는 경락이 있고 이밖에 기경(奇經) 8맥이라는 8개의 경락이 가로·세로로 흘러서 정경을 연결하고 있다. 정경은 메인스트리트, 기경은 이것들을 연결하는 바이패스라 할 수가 있을 것이다.

이 12의 경락을 컨트롤하는 6장 6부의 이름의 위에 붙여 ①폐경 ②대장경 ③위경 ④비경 ⑤심경 ⑥소장경 ⑦방광경 ⑧신경 ⑨심포경 ⑩삼초경 ⑪담경 ⑫간경이라 불리우고 있다.

생명활동에서 매우 중요한 기 (氣)라는 에너지는 폐장을 통하는 폐경에서 출발하고 앞에서 말한 순서대로 경락을 돌아서 마지막에 간경에 도달하고 그리고 또 폐경을 되돌아가는 등 신체 속을 순환하고 있다.

　경혈과 경락의 관계를 알기 쉽게 설명하면 역과 선로와 같은 관계로 표현할 수 있을 것이다. 어느 선로(경락)에서 사고가 생겨 열차(기)가 다니지 못하게 되었을 때(병의 발생) 가장 가까운 역(경혈)을 거점으로 복구작업(치료)을 시작한다는 것이다.

　그러나 때로는 아주 떨어져 있어 보기에는 관계가 없는 것 같은 장소가 교통혼란(병)의 원인일 때도 있다. 예를 들면 치질을 머리의 꼭대기 백회혈(百會穴)이라고는 경혈로 고치는 일이다. 이것도 경락이라는 선을 더듬어가면서 연결이 되는 것이다. 그러므로 경혈 치료를 하는 데에는 경락의 지식이 있어야 한다.

경혈요법의 기본은
경혈의 위치를 정확히 찾는 것

기술한 바와 같이 사람의 몸에는 6장 6부의 명칭이 붙은 정경(正經)이라는 12개(좌우 합해서 24개)의 경락이 이어져 있다. 또한 독맥(督脈)과 임맥(任脈)이라는 특별한 두 개의 경락이 후정중선(後正中線)과 전정중선(前正中線) 등 가운데를 지나는 선과 가슴이나 배의 한가운데를 지나는 선을 교차하고 있다. 이 14개의 경락이 6개의 형태로 맺어져 있고, 이것들 모두를 기경(奇經)이라 하며 앞서의 독·임 두 개의 기경을 합쳐서 기경8맥이라 말한다. 12개 정경과 독·임 두 개의 기경의 14경락 위에 있는 경혈이 정혈이라고 일컫는 경락 외의 경혈이 있고 최근에는 계속 새로운 기혈이 발견되고 있다.

이것들의 경혈이 신체의 부소에 따라서는 1cm도 떨어져 있지 않는 곳에 배열되어 있을 때도 있으므로 각각의 경혈 위치를 정확히 찾는 것도 경혈 치료를 하는 데에는 가장 중요시해야 할 문제이다.

그러기 때문에 여기서는 누구든지 찾기 쉬운 방법의 기술을 시도하고 있으며 구체적으로 말할 수 있는 경혈 찾는 법의 비결에 대해서 말하기로 한다.

먼저 경혈은 대개가 피부 위에서 둘째 손가락으로 눌렀을 때에 들어간 듯한 느낌이 드는 곳에 있으며 근육과 근육이 교차하거나 배열되어 있을 때의 경계선 혹은 근육과 건(腱), 근육과 뼈의 경계점 등에 해당된다. 이밖에 반대로 높이 솟아 있는 곳에 있을 수도 있다.

경혈의 명칭도 이것들이 어떤 신체 부위의 특징과 관계가 깊은 것이 많으므로 이름을 외워두는 것도 좋은 방법이다. 가령 경혈의 어떤 부위가 낮게 들어간 곳에는 그 들어간 상태에 따라서 계곡이나 시내, 호수, 연못이라는 글자가 그 경혈 이름에 붙여져 있다. 또 뼈나 근육이나 건의 경계선에 있는 경혈에는 오자(奧字)가, 혹은 높게 솟아 있는 곳에는 구(丘)나 능(陵)이라는 명칭을 많이 사용하고 있다.

다음은 대개의 경혈이 자극에 대해서 대단히 민감하다는 것이다. 피부를 손으로 꼬집으면 주위의 다른 부분은 심한 통증을 못느끼는데 경혈 부위는 예리한 통증을 느끼게 된다. 또 손가락에 힘을 가해서 피부 위를 눌러가면 경혈 이외에서는 느끼지 못한 강한 통증을 느끼거나 통증을 느끼지 않을 정도의 약한 압력으로 통증을 느끼는 일이 있다.

이것들의 통증을 압통(壓痛)이라 하며 손가락 끝으로 압통이 있는 부위를 찾는다는 것은 경혈 찾는 법에서 매우 중요한 방법의 한가지이다. 손가락 끝으로 피부를 강하게 눌렀을 때, 통증을 느낌과 동시에 주위의 다른 곳에 아픔과 같은 감각이 들거나 부어오르는 느낌이나 저림을 느낀다면 바로 경혈이 있다는 증거이다.

본문 중에 경혈의 위치를 잡을 때 1횡지(橫指)든

가 2횡지라는 말을 사용하고 있는데 이것은 길이의 단위이며 골도법(骨度法) 또는 동신(同身) 치수라고 흔히 불리는 것이다. 1횡지라고 하는 것은 엄지 손가락의 제일 굵은 부분에 옆폭을 말하고 2횡지라는 것은 둘째 손가락과 가운데 손가락을 세운 제2 관절의 폭(3횡지, 4횡지를 그림에 표시)을 말한다.

어린이와 어른, 남성과 여성, 뚱뚱한 사람과 마른 사람 등 체격에 따라서 경혈의 위치는 약간 달라지지만 어디까지나 본인의 폭으로 잡으면 되는 것이며 이 기준법은 그것에 적응한 것이라 할 수가 있다. 또 「치(寸)」이라는 단위도 사용하지만 이것은 본인의 엄지손가락의 제일 굵은 부분 횡폭 또는 가운데 손가락의 제1∼제2관절간의 길이를 한치로 하고 있다. 즉 1횡지를 말하며 그 절반을 「5푼」이라 말한다.

또 경혈을 찾을 때 기준이 될 수 있는 가장 대표적인 골격을 알아두는 것도 좋은 방법이다.

사람의 신체를 지탱하고 있는 커다란 등골, 이것을 척추라 하며 척추는 등골뼈라는 몇 개의 뼈가 이어진 것이다. 등골뼈란 신체에 따라 경추(頸椎), 흉추(胸椎), 요추(腰椎)의 세 가지로 나누어지며 경추는 7개, 흉추는 12개, 요추는 5개가 있다.

먼저 경추는 목을 앞쪽으로 굽혔을 때 목 뒤에 크게 튀어나온 뼈가 있다.

이것이 제7경추의 극돌기(棘突起)라는 등골뼈에 붙어 있는 뾰족한 뼈이며 목 뒤 근변의 경혈을 찾을 때의 기준이 된다. 제7경추의 밑이 제1흉추이며 여기서부터 12개 흉추가 시작되는 것이며 목을 움직였을 때 움직이는 것이 제7경추이며 제1흉추는 움직이지 않으므로 판별이 쉽다.

그 흉추에서 기준이 되는 곳은 좌우의 견갑골(肩甲骨) 하단을 연결한 선과 척추가 교차하는 곳이며 여기는 제7흉추 극돌기와 제8흉추 극돌기의 중간에 해당된다.

다음은 허리의 큰 뼈를 장골(腸骨)이라 하며, 그 양쪽의 위 끝을 연결한 선과 등골을 교차하는 곳이 흉추에 계속해서 연결이 되어 있는 곳이 제4요추의 극돌기 위에 해당한다. 또 신체의 바로 옆에서 제일 밑에 닿는 늑골 (제11늑골)의 좌우를 연결한 선과 높이가 제 2요추와 제 3요추의 중간에 해당된다.

이것을 언제나 생각하고 있으며 경혈을 찾는 데에는 큰 도움이 된다. 또한 이밖에 중요한 골격을 그림으로 표시해 놓았으니 참고하기 바란다.

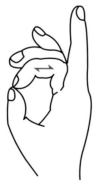

1 횡지(1치)의
별도의 법

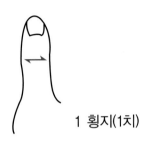

1 횡지(1치)

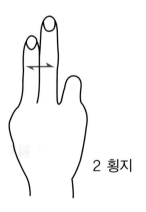

2 횡지

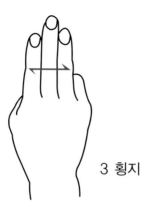

3 횡지

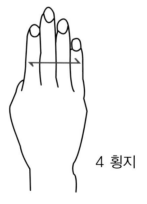

4 횡지

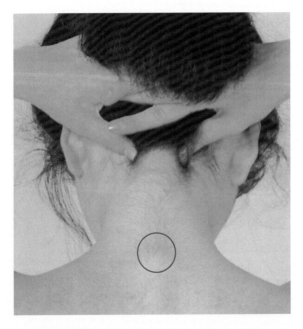

목 뒤에 툭 나온 뼈가 제 7 경추의 극돌기

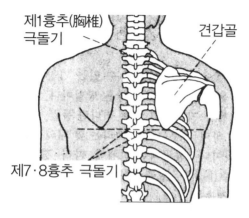

제1흉추(胸椎) 극돌기

견갑골

제7·8흉추 극돌기

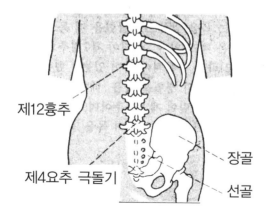

제12흉추

장골

제4요추 극돌기

선골

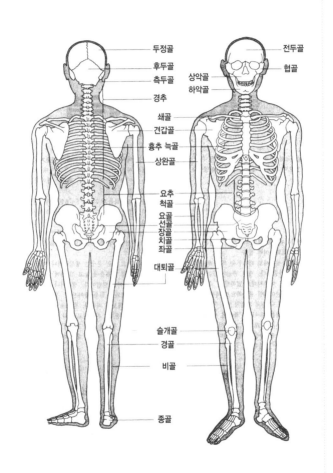

두정골
후두골
측두골
경추
쇄골
견갑골
흉추 늑골
상완골
요추
척골
요골
선골
장골
치골
좌골
대퇴골

전두골
협골
상악골
하악골

슬개골
경골
비골
종골

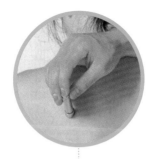

병벌,
자신이
치료하는
경혈

고 혈 압

차 내에서는 손쉽게 할 수 있는 간단요법
풍시(風市)의 경혈을 잡는 법

　風市(풍시)의 경혈을 찾을 때에는 온 몸의 힘을 빼고 반듯하게 선다.

　그리고 팔을 무의식 상태로 자연스럽게 내려 그 가운데 손가락의 끝이 닿는 곳이 풍시의 경혈이다. 넓적다리의 바깥쪽에서 누르면 몹시 아프다.

　자극하는 것이 지압이나 뜸, 집모기라도 좋다. 어디서나 부담없이 할 수 있으므로 회사에서 근무 중일 때 또는 통근의 전철속에서 매일매일 출발역에서 도착역에 걸쳐 지압을 하는 등의 습관을 붙여두면 언제나 상쾌한 기분일 것이다.

풍시(風市)

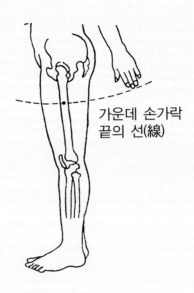

가운데 손가락
끝의 선(線)

현재 사망원인의 첫째는 암으로 판명되고 둘째는
뇌졸중 등의 혈관병, 세째의 심장병은 공히 고혈압
과 밀접한 관계가 있다.

2위, 3위를 합치면 무엇보다 사망원인이 제일 높

은 병이 된다. 원인은 서양식의 식사, 과도한 염분
섭취, 과식과 운동부족, 그리고 이것들에 의한 비
만, 겹치는 스트레스, 흡연에 의한 혈관의 수축과
혈액속의 산소결핍 등 우리들의 주위환경과 밀접한
관세가 있다.

고혈압의 10중 8 · 9는 원인이 확실치 않은 본태
성 고혈압증세, 신장의 병에서 오는 신성고혈압 등
과같이 원인이 확실한 2차성 고혈압으로 분류가 된
다. 이중 위험한 것은 이 원인불명의 본태성 고혈압
증이며 장기간에 걸쳐 심혈을 기울여 조종을 하지
않으면 안될 케이스도 무척 많다. 더군다나 본태성
일 경우 가는 동맥의 경화에서 시작되는 수가 많고
뇌졸중이나 심장병의 중대한 원인이므로 특히 주의
해야 한다.

고혈압 증상으로서는 현기증, 두통 머리가 무겁
다. 빈혈증세나 어깨통, 목의 뻣뻣함, 기분의 불안
정 등이 있으나 이러한 증상은 말단의 혈관이 좁아

져서 혈액의 흐름이 원활하지 않기 때문에 생긴다고 한다. 풍시의 경혈자극은 혈압을 낮추고 뇌졸중의 예방에 좋다.

또 아침에 일어났을 때 고혈 증세를 느끼면 잠자리속에서 3분이나 5분간이라도 가운데 손가락, 넷째 손가락, 작은 손가락을 모아서 교대로 맛사지 하는 습관을 들이면 효과가 있다.

이것들의 손가락에는 혈관과 심장에 관련된 경락이 지나가고 있어서 혈액순환이 좋아지고 증상 개선이나 예방에도 약이 된다.

또 에스키모나 어촌의 어민들에게 고혈압이나 뇌졸중에 걸리는 확률이 적다는 것을 감안할 때 특히 등이 푸른 생선에 함유되는 EPA(에이크서 펜티엔산)라는 물질이 주목되고 있다.

고혈압의 예방에는 식사에 조심하고 스트레스가 쌓이지 않도록 하는 것이 가장 중요하며 특히 과격한 운동은 금물로 여겨지고 있다.

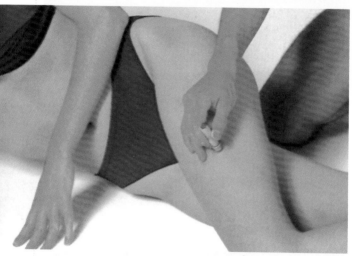

집모침을 이용한 풍시의 경혈자극

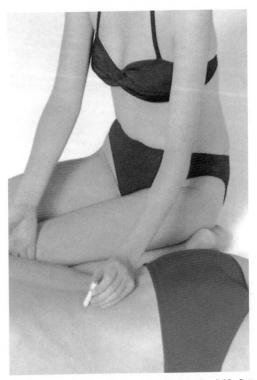

묵은 이쑤시개를 이용한 신유(腎俞)의 경혈자극

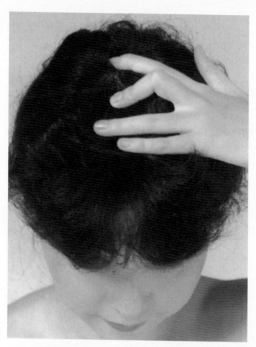

중지를 이용한 백합의 경혈자극

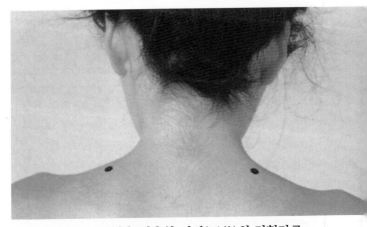

은립을 이용한 견정(肩井)의 경혈자극

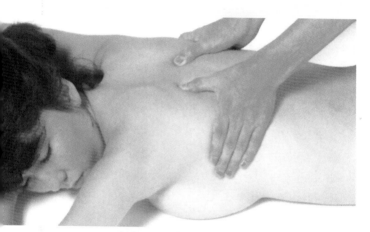

엄지를 이용한 심유(心兪)의 경혈자극

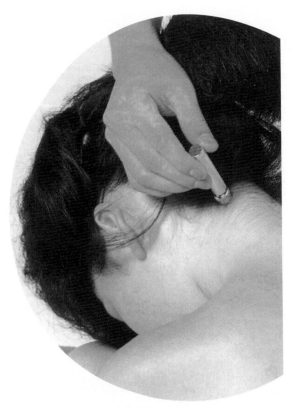

집모침을 이용한 천주(天柱)의 경혈자극

감 기

초기에 뜨는 뜸은 효과가 아주 좋다.
풍문(風門)의 경혈을 잡는 법

풍문(風門)은 목 뒤쪽 중앙에 위치한 돌기(제7중추)밑에서 시작하여 흉추돌기의 위에서부터 두 번째와 세 번째 사이의 양쪽 1치 5푼 되는 곳이다.

감기는 한방의학에서 말하는 풍기(風氣)라는 것이며 풍이란 스트레스에 의해 기라는 에너지가 소멸하는 것을 말한다. 그리고 이 풍이 들어있는 곳이 풍문이 되는 것이다.

자극법으로서는 뜸이 가장 큰 효과가 있고 브러시 마사지나 담배 뜸을 이용해도 좋다.

풍문(風門)

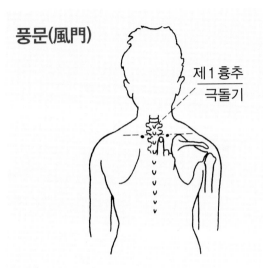

제1흉추
극돌기

　감기에는 일반적으로 유감(流感)이라고 하는 세균에 의해 발병하며 급격한 온도차에 의해 호흡 염증을 일으키거나 신체의 기능과 언밸런스가 되어서 자율정신에 변조가 일어나서 생기는 것이다.

　그러나 확실한 원인을 잡을 수 없는 것이 감기의 특징이다.

세균감염이라고 할지라도 바이러스에 오염되어 있는 곳에 있던 사람이 모두 감염되기도 하지만 타 전염병에 비해 걸리는 율은 상당히 개인차가 있다고 볼 수 있다.

한방의학의 입장에서 보면 이때의 몸 상태에서 체질, 심지어는 성격까지도 관계가 되어 있다고 한다.

어쨌든지 흔히 말하는 것처럼 감기는 만병의 근원이므로 초기에 고치는 수밖에 없는 것이다. 예방에는 신체의 기능을 조정하는 자율신경을 강화하는 것이 으뜸이다.

풍자 돌림의 경혈은 비교적 감기에 효과가 있고 자율신경과 관계가 있는 곳이다.

감기에 걸릴 것 같은 예감이 들면 우선 이 풍문이나 풍지 등을 자극해야 빨리 감기를 치료한다는 것이다. 만일 심한 기침이나 고열이 있으면 즉시 전문의에게 진료를 받아야 한다. 나이 많은 사람이나 어린이들은 특히 예방에 신경을 써야 한다.

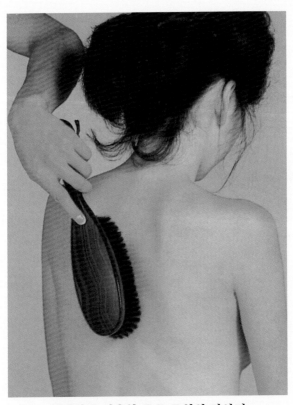

부러쉬를 이용한 풍문 주위의 맛사지

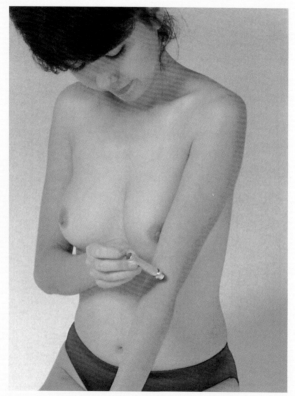

집모침을 이용한 척택(尺澤)의 경혈자극

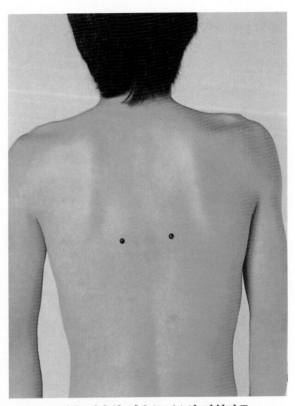

은립을 이용한 격유(膈兪)의 경혈자극

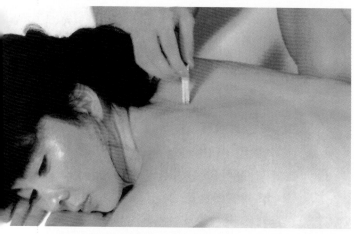

묶은 이쑤시개를 이용한 신주(身柱)의 경혈자극

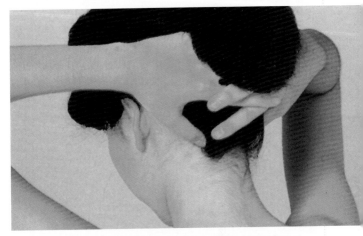

엄지를 이용한 풍지(風池)의 경혈자극

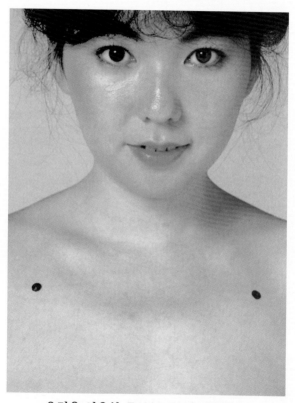

은립을 이용한 중부(中府)의 경혈자극

간장병

끈기있게 느긋한 마음으로 계속하는 것이 중요하다.
기문(期門)의 경혈을 잡는 법

양쪽 옆구리, 유두(乳頭)에서 곧바로 내려 그은 선위에서 제9늑골과 신체앞쪽의 제일 밑 늑골인 제10늑골 사이에 기문의 경혈이 있다.

간장병은 단기성의 약이 없다고 할 수 있으며 경혈치료로 느긋하게 계속하는 것이 최상이다. 자극법으로서는 집모침 혹은 은립을 붙여두면 된다.

만성의 간염에는 한방약이 잘 들을 수가 있으며 단기간에 치료할 생각을 버려야 한다.

기문(期門)

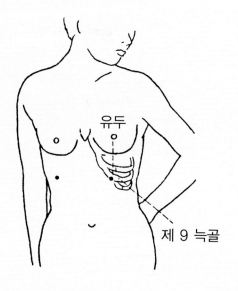

유두

제 9 늑골

간장은 사람의 신체 중에서 뇌에 이어 다음으로 큰 장기이며 커다란 화학공장에 비교 할 수 있는 것이다.

해독, 영양분의 공급과 저장, 또는 분비액이나 비타민 등에도 관여하고 이밖에 여러 가지로 놀라울 정도의 많은 역할을 담당하고 있다.

간장병 중에도 바이러스성 간염은 현재 세계에서 가장 널리 퍼져있는 간염중의 하나이며 간단하게 처리해서는 안 된다.

변으로 나온 바이러스가 생선이나 채소에 섞여서 입을 통해 감염되는 A형간염과 수혈 등 혈액에 의해 감염하는 B형간염이 있으나 B형은 감염력이 A형보다 강해 타액이나 정액으로도 감염하므로 간접 성병이라고도 표현한다.

또 최근에는 A, B형에 속하지 않는 비(非)A형 비B형 간염도 나타나고 있다.

A형 간염은 완전히 치료가 되지만 B형이나 비A,

비B형의 일부의 것은 비교적 치료하기가 힘들어 만성간염으로 발전하기가 쉽다.

간장병의 증상은 우선 피로감이 오기 쉬운 전신의 권태감과 식욕부진이나 토하는 행위로 니타난다. 그리고 이것들의 증상이 차차 심하게 되면 황달현상까지도 보인다.

그렇지만 황달이 나타나지 않는 경우도 있으므로 앞에서 기술한 증상이 나타나면 의사에 의한 간장 기능검사를 받는 것이 현명하다고 하겠다.

만성간염에서는 식사요법과 안정이 치료의 원칙이며 검진의 결과에 따라 고담백·고비타민식과 휴양이 필요하다.

물론 알콜은 간장에 암적 존재이므로 전혀 입에 대지 않는 것이 좋다.

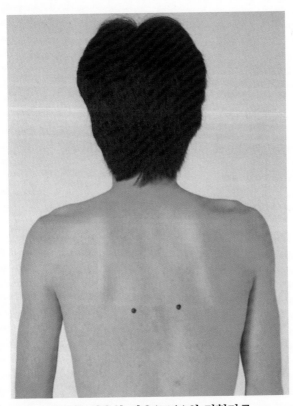

은립을 이용한 격유(膈兪)의 경혈자극

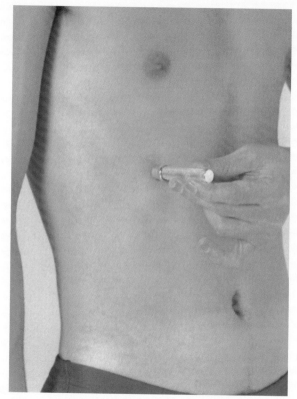

집모침을 이용한 기문(期門)의 경혈자극

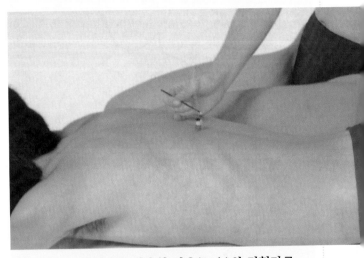

간접뜸을 이용한 간유(肝俞)의 경혈자극

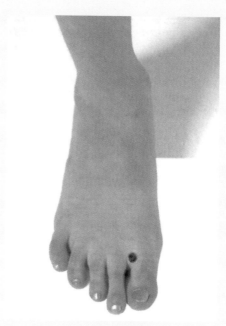

은립을 이용한 행간(行間)의 경혈자극

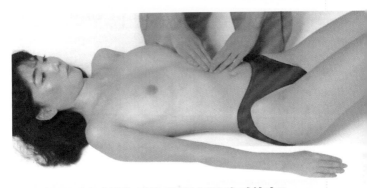

손가락을 겹친 중완(中腕)의 경혈자극

만성위통

위장기능을 활발하게 하는 소중한 비혈(秘穴) 중완(中腕)의 경혈을 잡는 법

배꼽의 수직선상 위쪽으로 가슴 홈 사이의 한가운데가 중완의 경혈이다. 완이란 입을 말한다. 中腕이란 위의 위입과 아래입의 정중앙에 위치한다는 뜻이지만 실제로는 위는 사람들이 추측하고 있는 것보다 위쪽에 있다.

더구나 이 경혈은 위염, 위궤양 외에 위경련이나 위하수 등 위에 관한 병에 대단히 효과가 좋다.

자극방법은 복부이므로 양손바닥을 겹쳐서 가만히 누르든가 집모침을 사용하는 것이 좋은 방법이다.

만성의 경우는 은립을 발라두면 효과적이다.

중완(中脘)

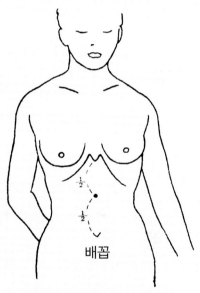

배꼽

배꼽과 가슴홈의 정 중앙

배가 답답하거나 가슴이 터질 듯 한 불쾌감을 느끼고 가슴 홈을 중심으로 그 아래 위가 아프거나, 토하는 일이 심하면 위병이라 해도 된다.

심한 통증이 있고 동시에 구토나 발열이 나타 날 때는 급성 복통증이라하여 위험한 경우가 있으므로 즉시 적절한 치료를 받아야 한다.

전자에 말한 증상이 생기는데는 두 가지의 원인이 있다. 첫째는 음식물 등을 섞어주는 위의 작용에 이상이 생긴 기능적인 것과 또 하나는 위나 십이지장 등 소화기의 염증이나 궤양에 의한 병적인 상태이다.

증상이 오래 계속되는 것이라면 우선 염증이나 궤양이라고 판단해야 한다.

위염, 위, 십이지장의 궤양, 그리고 위암은 기질적인 질환이지만 소화기궤양은 스트레스나 욕구불만 등 정신적인 것에 의해서도 생길 수 있으므로 정신적 스트레스가 육체의 약해진 곳을 습격하는 심신

중의 대표적인 것이다. 현대인 특히, 도시인이나 운동량이 없이 일을 하여야 하는 사람에게 쉽게 나타난다.

경혈요법으로 위나 십이지장등의 소화기 기능을 높이고 스트레스를 해소시키면 모든 위장장애로부터 벗어날 수가 있다.

위궤양에서 위암으로 변하는 건 드문 일이다. 그러나 위암은 한국인에게 많은 병이므로 위통 등이 있을 때는 검진을 받아야 한다. 또한 담배는 모든 위병에 해가 되므로 절연·금연을 하는 것이 예방의 지름길이다.

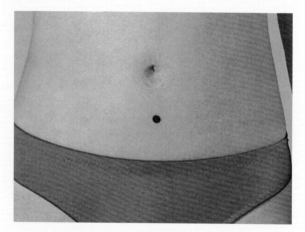

은립을 이용한 기해(氣海)의 경혈자극

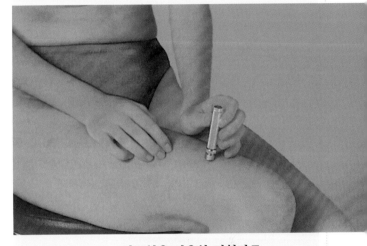

집모침을 이용한 경혈자극

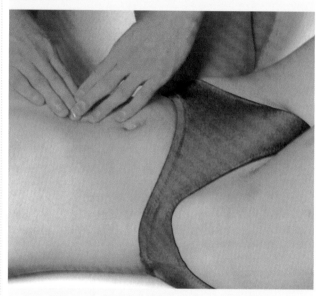

손바닥을 이용한 중완(中脘)의 경혈자극

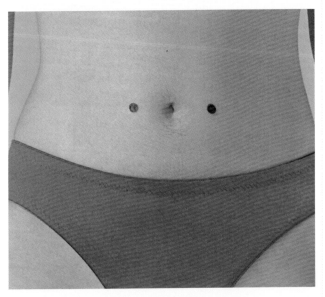

은립을 이용한 천추(天樞)의 경혈자극

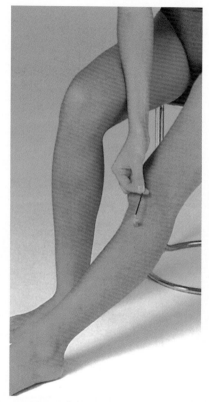

간접뜸을 이용한 족삼리(足三里)의 경혈자극

천 식

**고통스러운 호흡상태가 거짓말 같이 낫는다,
중부(中府)의 경혈을 잡는 법**

가슴의 위 바깥쪽에 쉽게 닿는 뼈가 쇄골이다.
쇄골 밑의 뼈를 따라 어깨 쪽으로 흘러가면 어깨
의 관절에 닿게 되는데 그 바로 전 쇄골의 바깥 끝
아래에 패인 곳이 운문(雲門)이라는 경혈이다. 중
부의 경혈은 이 운문 경혈 아래쪽 1 횡지(엄지손가
락 폭) 되는 곳에 있다.

●**천식의 급격한 발작에 특효혈-천식 치료법**

고개를 숙였을 때 나타나는 목뒤의 둥그런 뼈가
나오는데 이것이 제7경추의 극돌기이다. 경추(목
뼈)는 목을 앞뒤로 움직이면 그것에 따라서 움직
이게 되므로 기준이 된다. 그 바로 밑에서부터는

움직이지 않는 뼈인데 흉추라 한다. 그 제일 뒤를 제1흉추라하며 이것과 제7경추 사이의 중앙에 대추(大推)라는 경혈이 있고 그 좌우의 뼈들이 천식 치료의 경혈이다.

여기에 뜸을 떴을 때 처음에는 병의 상태가 심할 경우가 있으나 일시적인 것이며 천식에는 어느 곳보다도 효과가 있는 경혈이다.

어린이에게는 은립을 붙여 주는 것이 좋다.

중부(中府)

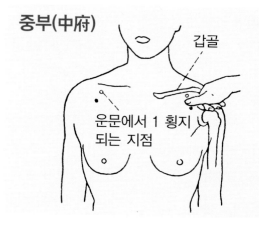

갑골

운문에서 1 횡지 되는 지점

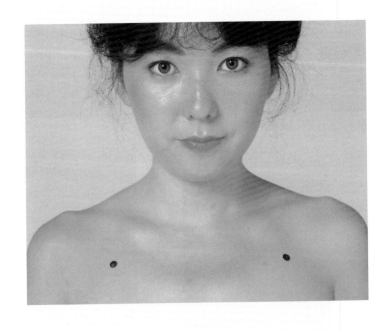

천식은 앓아보지 않은 사람은 도저히 상상조차도 할 수 없을 정도로 매우 고생스러운 것이다.

종류에는 기관지천식, 심장성천식, 뇌성천식 등이 있으며 원인도 모두 다르다. 일반적인 천식이나 기관지천식은 알레르기성이 많으며 원인을 다음과 같은 것이 고려되고 있다. 첫째는 공기속의 먼지, 곰팡이, 꽃가루 등이 호흡기 점막을 자극하는 경우, 둘째는 계란이나 우유, 생선 등 특정한 식품의 단백질이 알레르기의 원인이 되어 체질과 화합하지 못해 폐에 와 있는 부교감신경(副交感神經)을 긴장시키는 경우이다. 그리고 기후의 변화나 정서불안 등도 역시 부교감신경에 영향을 준다. 천식의 발작을 예방하는 건 이것들의 원인을 제거하면 간단하지만 식품 이외에는 대체로 불가능한 것 뿐이다 결정적인 치료법은 현재에는 없는 것이 사실이다.

경혈요법에서는 부교감신경의 작용을 정상화시킨다는 방법으로 중부경혈의 뜸이나 마사지를 끈기

있게 계속해서 해주는 것이 최상의 방법이다.

또 평상시 가슴을 펴고 올바른 자세를 유지해서 폐 가득히 호흡하는 것이 중요하다. 음악에 맞추어 노래를 부를 때도 성악가처럼 올바른 자세로 노래를 부르도록 주의해야 한다.

급격히 발작이 생겼을 때는 특효경혈인 천식치료의 경혈을 자극시키는 것이 가장 좋은 방법이다.

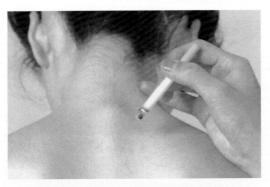

담배뜸을 이용한 치천(治喘)의 경혈자극

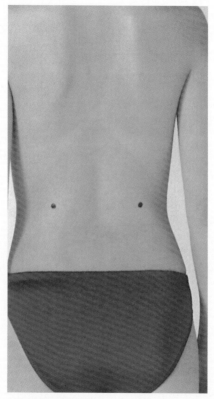

은립을 이용한 지실(志室)의 경혈자극

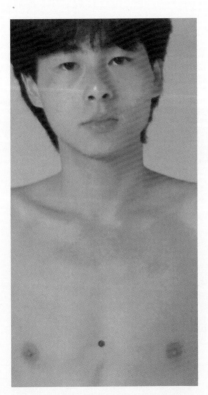

은립을 이용한 단중(膻中)의 경혈자극

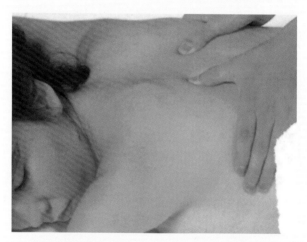

엄지손가락을 이용한 심유(心俞)의 경혈자극

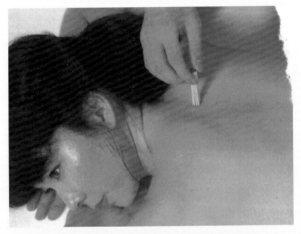

묵은 이쑤시개를 이용한 신주(身柱)의 경혈자극

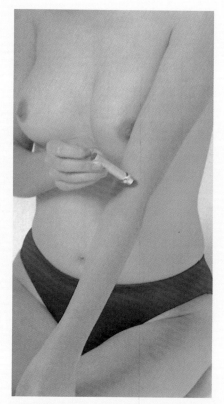

집모침을 이용한 척택(尺澤)의 경혈자극

변 비

가운데 손가락으로 문지르 듯이 지압
복결(腹結)의 경혈을 잡는 법

우선 배꼽에서 바로 옆에 4횡지(엄지손가락을 제외한 4개의 손가락을 모은 폭)의 곳을 기억해 둔다. 이곳은 유두선하(유두에서 곧바로 내려간 곳)에 위치하게 된다.

여기서 바로 밑에 1횡지(엄지손가락 폭)의 곳이 복결의 경혈이다. 우측보다는 좌측이 효과가 좋다.

둘째손가락, 가운데손가락, 넷째손가락 등 세손 가락을 세우고 가운데손가락의 안이 복결의 경혈 에 닿도록 놓고 문지르듯이 지압을 한다.

상습성의 고질적 변비일 때에는 왼쪽복결에서

아래쪽의 배꼽 밑을 지나 유두선상을 상행하고 우측 복결에, 다시 상행해서 배꼽 위를 가로질러서 왼쪽의 복결로 반복한다.

이와 같이 원을 그리는 기분으로 전기한 요령으로 문지르면 쉽게 치료가 된다.

복결(腹結)

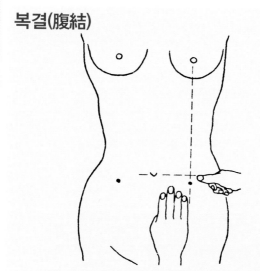

배꼽에서 4횡지 옆으로 1횡지 내린 자리

잘 자고 잘 먹고 시원하게 배설하는 것이 건강의 척결이다.

그런데 변비는 남자에 비해 여성이 많고 미용에 큰 해를 끼치므로 고민하고 있는 사람이 적지 않은 것 같다. 대변을 3일 이상씩 보지 않았다고 하면 변비라고 생각해도 좋으며 10일 이상씩이나 못 보는 이도 있다고 한다.

변을 보기 전이나 도중에 아랫배가 아프거나 간신히 보았다고 해도 토끼 똥같이 굳고 동글동글하면 안 좋은 것이며 심하게 되면 두통이나 구토, 불면증까지 생기게 된다.

변비중의 대부분은 상습성변비라 불리 우는 것이며 일상생활에서는 식사, 습관, 환경 등에 따라 생기는 기능적인 것이다.

편식과 운동부족이 주원인이지만 여행 등에서 습관이나 환경이 바뀌었을 때 정신적인 긴장이 계속되었을 때에도 변비가 발병할 수 있다. 화장실을 가고 싶을 때에 참는 것도 상습성변비의 커다란 원인의 하나이다.

또 직장암 등의 위장병이나 복부장기 수술 후의 유착에 의해 장이 좁아져서 생기는 것이 기질성 변비이다.

임신 중에 자주 변비가 생기는 건 자궁이 커져서 장을 압박하기 때문이다.

일시적인 치료에 의존하지 말고 경혈요법으로 완치 하는 게 좋다.

하루 1회는 반드시 화장실에 가는 습관을 들이고 섬유질이 많은 야채를 먹는다. 적당한 운동을 하는 등 이상의 일이 치료, 예방에 무엇보다도 중요한 일이다. 냉수나 소금물, 우유를 마시는 것으로도 치료될 수 있다.

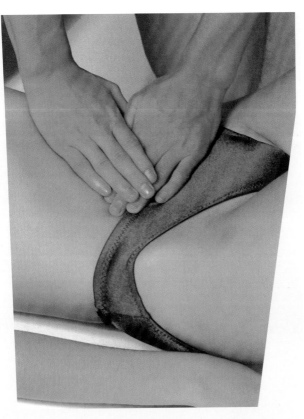

겹친 손을 이용한 복결(腹結)의 경혈자극

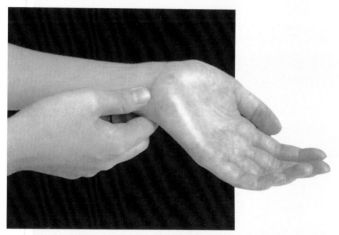

엄지를 이용한 신문(神門)의 경혈자극

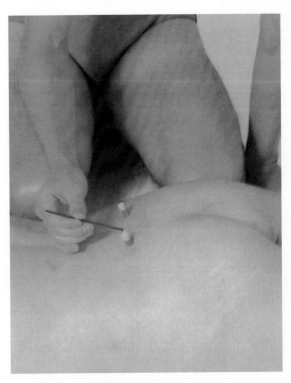

간접뜸을 이용한 경혈자극

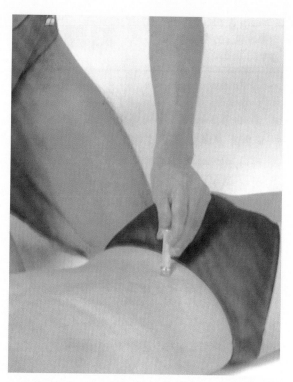

집모침을 이용한 대장유(大腸俞)의 경혈자극

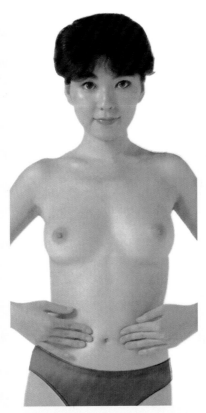

중지를 이용한 천추(天樞)의 경혈자극

저혈압, 빈혈

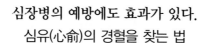

심장병의 예방에도 효과가 있다.
심유(心俞)의 경혈을 찾는 법

심유의 경혈은 위쪽에 있다. 목을 앞으로 푹 숙였을 때에 튀어나오는 곳, 목 뒤쪽의 큰 뼈를 제7경추의 극돌기라 하나 여기에서 아래쪽에 12개 흉추로 이어져 있다.

그 제 5흉추의 극돌기 밑 언저리에서 좌우로 2횡지(둘째손가락과 가운데손가락의 모은폭)부분이 심유 경혈이다. 이 경혈은 저혈압, 빈혈 뿐만 아니라 심장병에도 대단한 효과를 얻는 경혈이다.

심유(心俞)

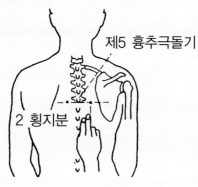

제5 흉추극돌기

2 횡지분

저혈압인 사람은 비교적 잠자리가 나쁘고 일에 의욕이 안 생기는 것이다. 악화가 되면 하루 종일 몸이 고달프고 기력이 없어서 일에도 정신을 집중할 수 없고 인생을 헛살고 있는 것 같은 기분인 것이다. 이외의 증상으로서 피로하기 쉽다. 싫증, 두통, 머리가 무겁고, 두근거리고, 호흡곤란, 어깨가 무겁고, 식욕부진, 변비, 냉증이나 생리불순 등에서 저혈압이 원인이 되어 있을 경우가 의외로 많다.

저혈압과 비슷한 증상으로 빈혈이 있으나 이것은 혈액속의 적혈구 부족으로 헤모글로빈의 부족에 의해 산고가 충분히 공급되지 않기 때문에 일어난 것이며 저혈압과는 관계가 없는 것이다. 빈혈로 쓰러졌을 때에는 우선 발을 높게 해주고 머리를 낮추며 발쪽을 주물러서 피 흐름을 원활하게 유도해야 한다.

저혈압이거나 빈혈이나 모두 발병의 이유는 많고 그중에는 중대한 병이 원인이 되었거나 이것들의 전초증세 일수도 있으니 의사의 진단을 필히 받아보아야 한다.

심유의 결혈은 저혈압 증세인 사람, 빈혈 증세인 사람의 누구에게도 도움이 된다. 또 고혈압인 사람과 마찬가지로 아침에 일어났을 때에는 가운데손가락, 넷째손가락, 작은 손가락을 합쳐서 맛사지 하는 것도 좋다.

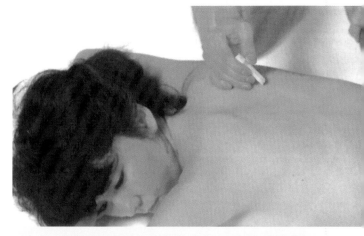

묶은 이쑤시개를 이용한 심유(心俞)의 경혈자극

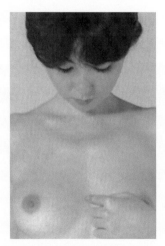

검지를 이용한 경혈자극

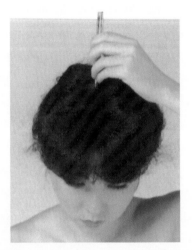

볼펜을 이용한 백회(百會)의 경혈자극

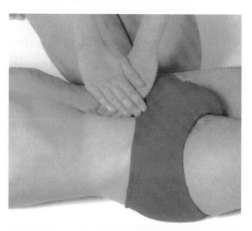

겹친 손을 이용한 기해(氣海)의 경혈자극

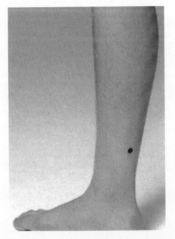

은립을 이용한 복유(復溜)의 경혈자극

축농증, 비염

답답한 코막힘을 뚫어준다.
상성(上星)의 경혈을 찾는 법

상성(上星)은 머리의 정점과 미간의 중앙을 연결하는 정중앙선 위에 있다. 확실한 방법으로 찾으려면 손바닥의 볼록한 곳을 코 위쪽 미간의 위치에 갖다 댄다.

그리고 작은 손가락을 뻗쳐서 정중앙선에 해당되는 곳이 바로 그 경혈인데 누르면 통증을 느끼게 된다.

또 한 가지 축농증의 증상에 최고의 효과가 있는 경혈로는 중곡비점(中谷鼻點)이 있다.

눈 안쪽 밑으로 1㎝정도 지점의 코 기둥의 바깥

쪽인데 이곳을 마사지 하면 코 막힘이 시원하게 뚫린다.

상성(上星)

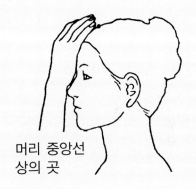

머리 중앙선
상의 곳

축농증 뿐만 아니라 심하게 유행하고 있는 알레르기성 비염에 의한 코 막힘이나 계속 나오는 콧물에 의해서 괴로움을 당하는 사람은 의외로 많다.

코에는 비강(鼻腔)에 이어서 부 비강이라 하여 공기를 함유한 강동이 있고 들이마신 공기의 온도나 습도를 조정하는 작용을 거기에서 하고 있다.

이 병은 거의 상악동(上顎洞)의 점막이 염증을 일으켜서 농즙이 고인 것인데 축농증이라 한다. 걸음을 걸을 때에도 머리가 제멋대로 울리고 언제나 무엇을 이고 있는 것 같으며 집중력이나 기억력이 약해지는 고질적인 병이다.

이 축농증을 완치하는 약은 아직 없는 것 같으며 상성의 자극은 축농증에서 오는 코 막힘, 혹은 알레르기성 비염에 의한 코 막힘, 콧물을 그치게 하는 데에 큰 효과를 얻을 수가 있다.

흔히 코 막힘 증상에서 옆으로 누웠을 때 자연적으로 베개 반대쪽 코 막힘이 나을 때가 있다. 이것은 머리의 무게에 의해 베개에 대고 있는 쪽의 얼굴 피부가 자극되어 피 흐름이 좋게 되기 때문이며 피부의 자극과 코 막힘과 밀접한 관계가 있다는 것을 뜻한다고 볼 수 있다.

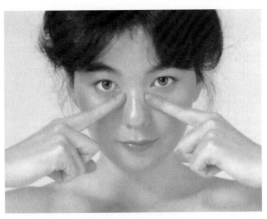

검지를 이용한 경혈자극

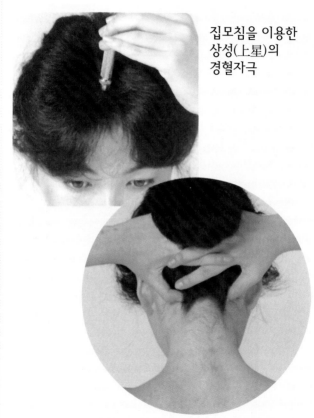

집모침을 이용한
상성(上星)의
경혈자극

엄지를 이용한 풍지(風池)의 경혈자극

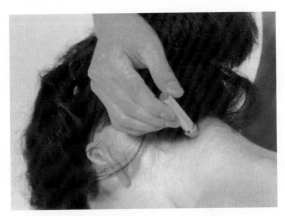

집모침을 이용한 천주(天柱)의 경혈자극

두드러기

체질개선을 하는 기분으로 느긋하게 견우(肩髃)의 경혈을 찾는 법

팔을 펼쳐서 수평으로 올렸을 때에 어깨와 팔의 접촉부에 있는 들어간 부분. 들어간 곳이 두 개가 생길 때는 앞쪽의 들어간 곳이 견우의 경혈이다.

또 두드러기에는 견우 외에 지실(志室)도 효과가 있는 경혈이다.

두드러기의 증상이 나타났을 때에는 뜸이나 집 모 침으로 치료를 한다. 체질개선을 위한다면 은 립을 붙이는 것으로 상당한 효과를 얻을 수가 있 다.

견우(肩髃)

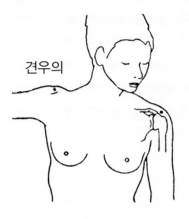

견우의

흔히 고등어를 먹고 1, 2시간 정도 지난 후에 갑자기 몸이 가려워지며 피부에 경계가 정확한 융기가 생겨 어찌할 바를 모를 만큼 신체에 변화가 오는 사람이 있다.

이것은 음식에 의한 알레르기성의 두드러기이다.

알레르기성으로는 음식 외에 약품이나 화장품, 꽃가루, 먼지로 인해 일어나는 것이 많다.

또 태양광선, 온도차 등의 물리적인 원인에 의해 생기는 것과 정신적인 것으로도 생기는 수가 있다.

두드러기의 발진은 1, 2시간정도로 쉽게 없어지는 사람도 있고 수개월 증상이 계속 되거나 수년간에 걸쳐 반복되는 체질도 있다.

만성두드러기는 좀처럼 치료하기가 곤란하지만 끈기 있게 경혈요법을 계속하면 완치된다.

알레르기성의 사람은 체질개선을 한다는 기분으로 경혈요법을 꾸준히 계속하는 것이 중요하다.

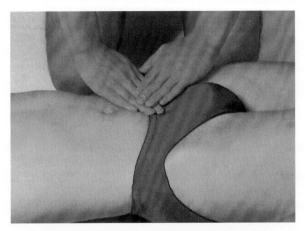

겹친 손을 이용한 관원(關元)의 경혈자극

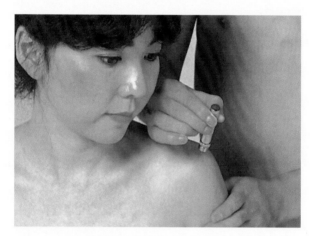

집모침을 이용한 견우의 경혈자극

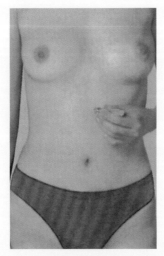

집모침을 이용한 중완(中脘)의 경혈자극

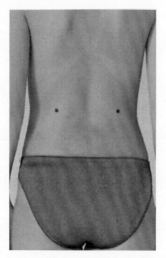

은립을 이용한 지실(志室)의 경혈자극

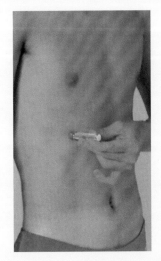

집모침을 이용한 기문(期門)의 경혈자극

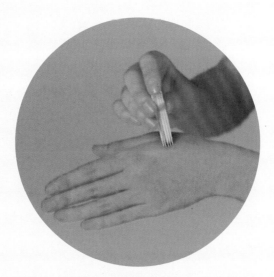

묶은 이쑤시개를 이용한 합곡(合谷)의 경혈자극

치 질

심한 통증을 없애 준다.
공최(孔最)의 경혈을 잡는 법

팔을 굽히면 관절부에 커다란 주름이 생긴다. 이곳을 주와횡문(肘窩橫紋)이라 한다. 이 바깥쪽의 끝에서 횡문에 따라 안쪽에 2㎝의 곳에 척택(尺澤)이라는 경혈이 있다. 이것과 손바닥을 위로 놓고 손목의 엄지손가락 쪽 바로 옆에 있는 복숭아뼈처럼 나와 있는 뼈를 연결한 선위에서 팔꿈치쪽(尺澤)에서 4횡지(둘째, 셋째, 넷째, 작은 손가락의 모은 폭)의 곳이 공최(孔最)의 경혈이다. 이곳은 담배 뜸과 같은 것으로 따갑게 자극을 반복하면 매우 효과적이다.

공최(孔最)

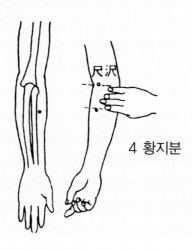

尺沢

4 황지분

치질은 옛부터 죽을 때까지 낫지 않는 병이라고 여겼다. 현재도 수술할 정도로 중증은 아니지만 약을 써도 별 차도가 없어서 고민하는 사람이 많다고 한다.

치질은 크게 나누어서 치핵(痔核), 열홍, 치루(痔瘻) 세 가지가 있다.

그중 치루는 결핵성의 것이 많으므로 전문의의 진단을 받아야 한다.

그러나 다른 것은 중하게 되었을 경우는 별도이지만 가정에서의 치료로써 경혈요법이 대단히 효과적이다. 특히 통증을 없애기 위해서는 공최, 탈홍일 때는 백합의 경혈이 잘 든다고 한다.

빠른 시일 내에 치질을 고치기 위해서는 경혈요법을 하는 동시에 항상 국부를 청결하게 유지할 것 자극성 비누는 피하고 미지근한 물로 잘 씻는 것이 좋다.

변비가 되지 않도록 규칙적인 생활과 음식에 주의할 것, 강한 향미료를 피할 것, 알콜의 도를 넘기지 않을 것 등에 충분히 주의하여야 한다.

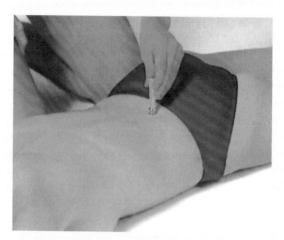

집모침을 이용한 대장유(大腸俞)의 경혈자극

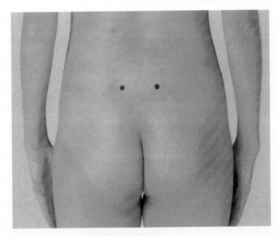

은립을 이용한 경혈자극

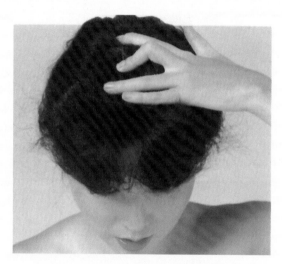

중지를 이용한 백회(百會)의 경혈자극

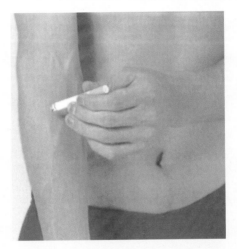

담배뜸을 이용한 공최(孔最)의 경혈자극

여드름, 부스럼

사기(邪氣)를 없애고 피부를 깨끗하게 한다.
관원(關元)의 경혈을 잡는 법

관원(關元)이라는 경혈은 소장경의 모혈(募穴)이라 하여 소장의 이상한 기능, 사기라 하며 이것이 나타나는 곳을 말한다.

따라서 여기를 자극시킴으로써 사기를 없앨 수가 있다.

이 관원은 배꼽과 치모가 돋아난 가장자리에 해당하는 치골결합부를 잇는 선상(아랫배의 정 중앙 선상)에 있다. 이 연결된 선을 5등분한 밑에서 두 번째가 관원의 경혈이며 배꼽에서 보면 밑으로 세 치정도에 위치해 있다.

복부이므로 강하게 누르거나 손가락을 세운다는 것은 좋지가 않다. 손바닥을 대고 또 한쪽손을 겹쳐서 누르는 방법이 가장 좋다.

관원(關元)

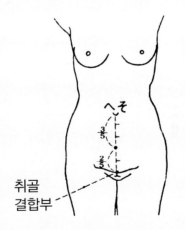

여드름은 사춘기가 되면 갑자기 성호르몬이 증가함으로써 기름을 내는 선이 커져서 털구멍에 지방이나 분비물 등이 막혀서 세균이 감염되어 생긴다.

　부스럼은 연령에 상관없고 특히 소장 등의 소화기 작용에 이상이 생겼을 때 변비 등의 증상과 함께 생기는 것이며 어느 것이나 미용의 큰 적이 된다.

　여드름 치료는 자주 얼굴을 닦고 피부를 청결하게 해두는 것이 가장 중요하나 본래의 원인인 내분비 계통의 기능을 정상으로 한다는 것이 경혈 요법의 최대 방법의 하나이다.

　부스럼의 경우도 소화기계통의 기능에 이상이 생김으로써 나온다고 생각된다. 즉 외부에서가 아니라 내부에서 깨끗해야 된다는 것이다.

　소장의 작용을 원활하게 하는 관원, 호르몬 분비의 조정에 작용하는 지실 외에 합곡 등의 병용경혈 자극이 효과적이다.

　또한 수면부족은 앞에서 말한 기능을 매우 저하시

키므로 미용을 위해 수면을 충분히 취하도록 하여
야 한다.

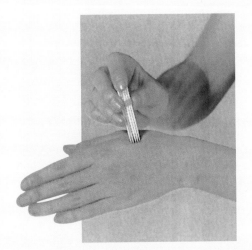

묶은 이쑤시개를 이용한 합곡(合谷)의 경혈자극

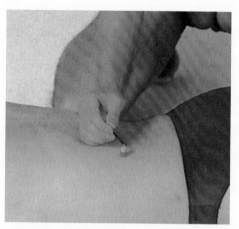

간접뜸을 이용한 지실(志室)의 경혈자극

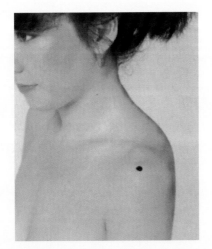

은립을 이용한 견우(肩髃)의 경혈자극

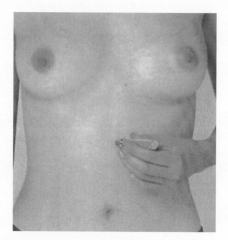

집모침을 이용한 중완(中脘)의 경혈자극

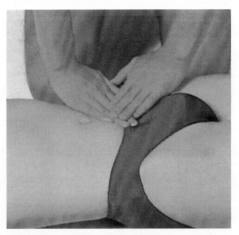

겹친 손을 이용한 관원(關元)의 경혈자극

종 기

가끔씩 아프던 깃이 딱 밎는다.
합곡(合谷)의 경혈을 잡는 법

손등의 엄지손가락과 둘째손가락 가운데 뼈가
붙은 곳 V모양의 계곡으로 되어 있는 곳의 둘째
손가락쪽에 합곡(合谷)의 경혈이 있다. 누르면 저
릴 정도로 아픔을 느낄 수가 있다. 여기에 연장(年
壯)이라 하여 나이 수만큼 뜸을 뜨면 된다.

뜸은 무조건 뜨겁다고 좋은 것은 아니다. 보통 60
℃이상이 되면 사람의 몸은 거부 반응을 일으키니
너무 뜨거운 뜸은 효과가 없다. 뜸으로 사용하는 풀
은 수 십 도로 충분히 타는 성질의 것으로 되어 있
으므로 너무 뜨겁게 달구어서 쓸 필요는 없다.

합곡(合谷)

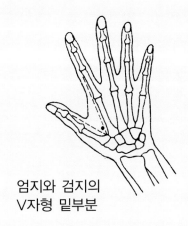

엄지와 검지의
V자형 밑부분

또 다장 뜸이라 하여 여러 번 뜸을 뜰 때에는 다음과 같은 기준이 필요하다.

처음에는 뜨겁다고 느끼던 것이 여러번 반복하면 뜨거운 것을 느끼지 못한다.

또한 뜸을 뜨면 꼭 쏘는 것 같은 아픔과 따거움을

느끼게 된다. 이 때가 가장 효과적이므로 그 상태에서 그치면 된다.

종기는 피부의 털구멍에서 화농균이 들어가 생기는 섯으로 통증을 수반한다. 종기의 규모가 작은 것을 절[癤] (부스럼), 큰 것을 옹[癰] (등창)이라 하며 부스럼이 얼굴에 나타나는 것을 면종이라고 한다.

종기는 빨갛게 부어오르고 중앙에 노란 농점이 있고 누르면 아프고 심하게 되면 쿡쿡 쑤시게 된다.

얼굴에 나는 면종 등의 종기에는 합곡의 뜸이 제일 좋다.

빠른 시일에 하면 이것만으로도 낫게 된다. 심하게 되었을 때는 역시 항생물질에 의한 치료가 좋겠지만 그 참을 수 없는 통증은 합곡의 뜸으로서 금방 멈추게 된다.

또 어린이에게 습진이 심하게 생겼을 때에도 효과적이다. 어린이의 경우 피부가 약하므로 뜸 자국이 남지 않는 간접 뜸을 권한다.

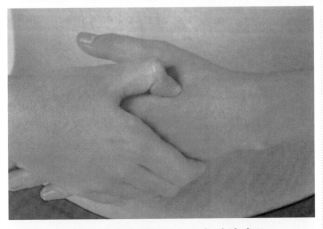

엄지를 이용한 합곡(合谷)의 경혈자극

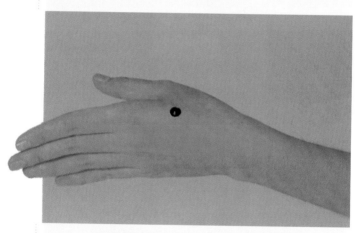

은립을 이용한 합곡(合谷)의 경혈자극

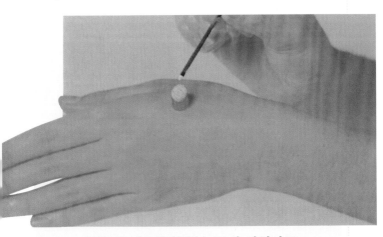

간접뜸을 이용한 합곡(合谷)의 경혈자극

생리불순

생리불순을 정상으로 되돌린다.
혈해(血海)의 경혈을 잡는 법

먼저 무릎 뼈(膝蓋骨) 안쪽의 위 끝을 찾아낸다. 무릎을 굽히지 않고 다리를 똑바로 뻗었을 때 찾아내기가 쉽다.

여기서 곧바로 위에 3횡지(둘째, 가운데 넷째손가락을 모은 폭)의 곳에 혈해의 경혈이 있다.

이 부분의 반대쪽 대칭점이 양구(梁丘)의 경혈이다.

간접 뜸이 효과적이다. 엄지손가락으로 배를 누르는 것도 좋다.

혈해(血海)

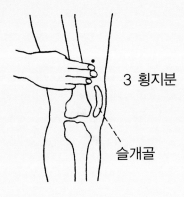

3 횡지분

슬개골

생리불순의 주요한 증상은 월경에 따르는 출혈량이 대단히 많은 과다월경, 반대로 적은 과소월경과 월경의 주기가 20일 이하로 짧아지는 빈발월경, 2~3개월에 한번이라는 긴 휘발월경으로 나눌 수 있다.

월경은 자손을 남기기 위한 여성에 주어진 존엄한 생식 기능 표현의 하나이며 몇 가지 호르몬의 복잡한 일이 작용하고 있다.

　월경불순의 원인은 이것들 호르몬의 분비나 리듬의 이상이다. 월경의 주기는 대뇌에 있는 시상하부라는 곳에 그 리듬을 정하는 생물시계가 있어 조절되고 있다. 시상하부는 식욕이나 수면, 체온이나 수분의 조절, 그리고 성기능의 중추가 있는 곳이므로 무리한 감식, 수면부족 등이 생리불순을 초래하는 원인이 될 수 있다.

　또 정신적인 불안이나 정서의 불안정에도 영향을 받기가 쉽고 이것들이 생리불순의 원인이 되는 예도 많다.

　혈해의 경혈은 출혈을 멈추게 하거나 양을 조절하는데 효과적이다. 이외에 제시한 경혈에서 호르몬의 분비나 리듬의 조절을 하고 골반내의 혈액순환을 원활하게 만들도록 하자.

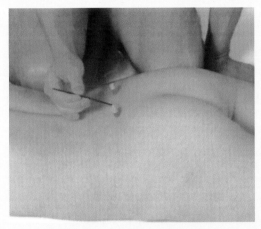

간접뜸을 이용한 경혈자극

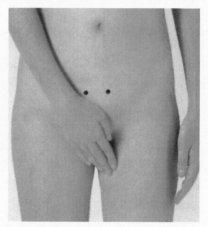

은립을 이용한 대혁(大赫)의 경혈자극

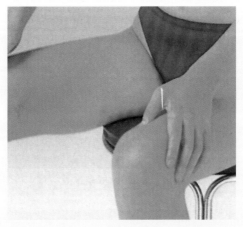

엄지를 이용한 혈해(血海)의 경혈자극

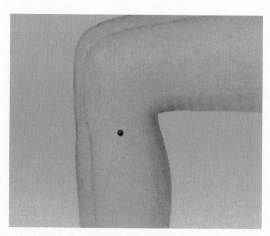

집모침을 이용한 중극(中極)의 경혈자극

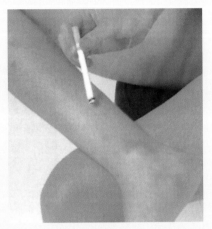

담배뜸을 이용한 삼능교(三陵交)의 경혈자극

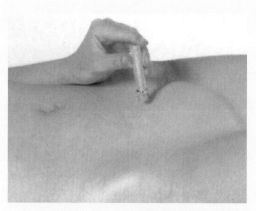

은립을 이용한 장능천(腸陵泉)의 경혈자극

냉 증

활력을 찾아서 냉증을 격퇴하자.
복류(腹溜)의 경혈을 잡는 법

안복사뼈의 위 3횡지(둘째, 가운데, 넷째 손가락의 모은 폭), 아킬레스건의 안쪽가장자리의 곳에 복류의 경혈이 있다.

복류(復溜)의 자극은, 간접 뜸, 담배 뜸이라는 것은 천천히 오는 뜸이며 뜨거움을 느끼지 않을 때까지 하면 효과적이다. 처음에 뜨겁던 것이 일단 느끼지 않게 되고 다시 콕 쏘는 듯 따거워질 때가 가장 효과가 있을 때이다. 바늘과 같은 것으로 순간적으로 자극을 주는 것은 좋지 않다.

또 지압보다도 유연(揉然)이라 하여 손가락의

배나 손바닥을 사용해 부드럽게 문지르는 것이 좋다. 은립의 첨부를 계속 하는 것도 좋은 방법이다.

이때 이틀마다 먼저 붙였던 곳에서 조금씩 위치를 바꿔 붙이는 것도 비결의 하나이다.

복류(腹溜)

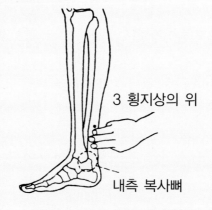

3 횡지상의 위

내측 복사뼈

다리, 허리가 시리고 밤잠을 이루지 못하거나 여름에도 두꺼운 하의나 양말을 신어야 한다는 사람이 의외로 많다. 성인 여성의 반수는 냉증으로 고민하고 있다고 한다.

냉증의 원인은 호르몬 설에서 여러 가지로 추측하고 있으나 정확성이 없고 빈혈에서 오는 것과 심인성이라고 볼 수가 있다. 그러나 가장 많은 것은 체온이나 혈액의 순환을 지배하는 자율신경의 이상에서 오는 것이며 이것에는 어지러움증이나 식은땀 등의 자율신경실조의 증상이 따르는 것이 특징이다.

한방의학에서는 "신허(腎虛)"라고 하여 부신이나 생식기, 그것에 신체의 조정기능에 관련이 깊은 신경(腎經)이라는 경락의 작용이 저하되어 있는 사람에게 냉증이 많이 발생한다고 할 수 있다.

이 "신허" 즉 신경(腎經) 작용의 저하를 회복시키는 데 가장 효과가 있는 것이 이 복류의 경혈이다.

복류의 경혈자극은 부신의 작용을 높이고 호르몬의 분비를 촉진하며 정력(성)을 세게 해주고 스트레스를 해소하는 작용이 있다. 복류는 글자 그대로 "활력을 다시 저장 한다"는 경혈이라 할 수 있다.

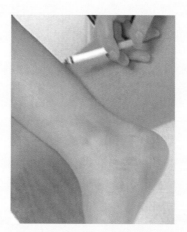

담배뜸을 이용한 복류(腹溜)의 경혈자극

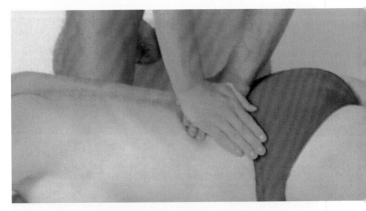

겹친 손을 이용한 지실(志室)의 경혈자극

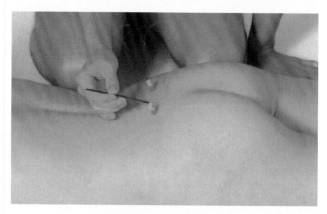

간접뜸을 이용한 경혈자극

발의 붓기 달아오르기

습관을 들여서 청죽 밟기 건강법
용천(湧泉)의 경혈을 잡는 법

「누르면 생명의 샘이 솟는다」라고 하는 소문난 용천의 경혈은 발바닥에 있다.

발바닥을 오므리면 엄지발가락 밑의 군살이 있는 옆으로 커다란 주름이 산 모양으로 산재된 그 정점이 용천의 경혈이며 또한 둘째 발가락과 셋째 발가락 사이에서 장심 쪽으로 곧바로 내려온 선이 바로 장심의 입구이다.

용천의 경혈이 건강에 좋다는 것은 대부분 잘 알고 있고 중국의 청죽 밟기는 매우 유명하다. 최근에는 건강 신발은 물론 발 밟기 매트 등 용천을 자극하는 여러 가지 상품이 나와 있으나 대부분의 좋은 건강법도 오래 계속 못하는 것이 문제이다.

그래서 이 건강법을 실행하는 데는 계획을 짤 필요가 있다. 가령 전화가 있는 근처에 청죽이나 매트를 깔고 전화를 쓸 때는 항상 제자리걸음을 행하거나 화장실이나 취사장의 슬리퍼를 건강 샌들로 하는 등 일상생활과 관련지으면 좋을 것이다.

용천(湧泉)

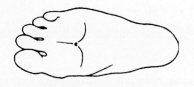

발장심이 들어가기
전의 부분

발이 부으면 중대한 병에 걸려 있을 때가 있으므로 주의하여야 한다. 우선 심장병이면 오후에는 구두가 작은 것 같고 가슴이 뛰거나 숨이 차고 더구나 기침까지 한다면 심장병으로 의심된다. 다음엔 신장병인데 이때도 발은 붓지만 우선 눈꺼풀 등 얼굴에서 부기가 나타난다. 부기의 자기진단은 다리정강이를 손끝으로 눌렀을 때 좀처럼 원상태로 되돌아오지 않으면 부은 것이다.

이와 같은 병도 없이 다리가 붓거나 열이 있다는 것은 생각보다 고생스러운 것이다. 이것은 동양의학에서 말하는 「신경(腎經)」의 작용 즉, 부신의 작용이나 각종의 조절기능 혹은 이뇨작용 등에 깊은 연관을 갖는 경락에 신경 써야 한다. 용천의 경혈은 이 신경의 출발 전에 관계되는 중요한 점이며 이 경혈의 자극은 건강유지와 증강에 대단한 효과가 있으므로 기회 있을 때마다 해주면 좋다.

또 어린이는 될 수 있는 한 맨발로 두는 것이 좋다

편평족이 되는 것을 방지하기도 하고 발바닥을 직접 자극한다는 것은 아직 해명되어 있지 않은 효용도 포함해서 건강상 나쁠 것이 한 가지도 없는 것이다.

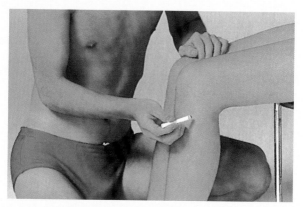

담배뜸을 이용한 양능교(陽陵交)의 경혈자극

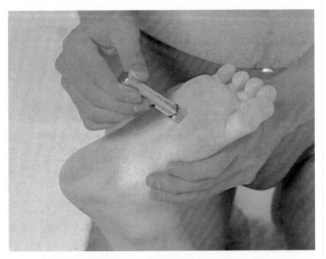

집모침을 이용한 용천(湧泉)의 경혈자극

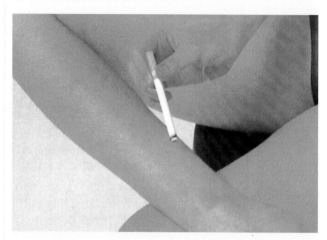

담배뜸을 이용한 삼음교(三陰交)의 경혈자극

야뇨증, 빈뇨

오줌싸개나 소변이상의 특효혈
중극(中極)의 경혈을 잡는 법

중극(中極)의 경혈은 치골결합부(恥骨結合部)와 배꼽을 잇는 정중앙선상의 치골결합부에서 횡지(엄지손가락 폭)의 폭에 있다. 지압으로 마사지하는 외에도 집모 침에 의한 자극도 대단한 효과가 있다.

4~5살이 되어도 자면서 오줌을 쌀 때는 신장이나 방광, 요도 등의 감염이나 기능장애에서 오는 것도 있지만 거의 심리적인 것이 대부분을 차지한다. 특히 불안감이 크게 작용하는 것이므로 야뇨증은 엄마의 병이라고 할 수 있다.

중극(中極)

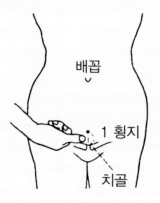

배꼽

1 횡지

치골

대개의 경우 동생이 태어났을 경우에 소위 형병, 언니 병이라는 것이며 엄마의 관심을 끌려고 무의식중에 오줌을 싸게 되며 이때 너무 나무라지 않아야 한다.

그리고 오줌을 싸지 않았을 때는 칭찬하든가 엄마가 꾸중을 할 때는 아빠가 어린이의 편이 되는 등

오줌 싼 것이 어린이 마음에 부담이 되지 않도록 하는 것이 중요하다. 무엇보다도 엄마가 달래주는 것이 바람직하다.

또 밤중에 어린이를 무리하게 깨워서 화장실로 가는 것도 생각할 일이다. 오줌은 방광에 오줌이 어느 일정량 고였을 때에 누고 싶은 것인데 잠자는 상태로 자꾸만 반복하면 중간 량으로 무리하게 배뇨되는 것이 습관이 되어 방광이 가득차지 않았는데도 배뇨하는 버릇이 생기게 된다. 밤 10시나 11시경 깨워서 정신이 든 다음 자기의 의사로 배뇨습관을 길러주는 것이 가장 중요한 것이다. 야뇨증에 듣는 중극의 경혈은 이러할 때 눌러만 주어도 어린이는 똑똑히 정신을 차려서 습관성 야뇨증을 고치게 된다.

또 산후에 줄넘기 등을 하면 소변이 나오든가 밤에 빈번히 화장실에 가는 빈뇨증이라는 것에는 중극의 경혈외에 차교(次膠)의 경혈을 자극하면 효과를 볼 수가 있다.

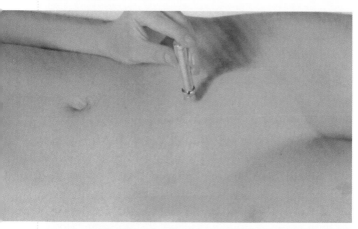

집모침을 이용한 중극(中極)의경혈자극

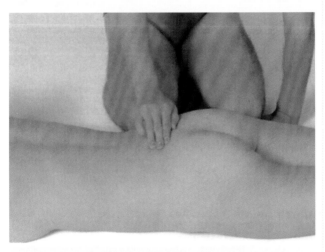

세 손가락을 이용한 경혈자극

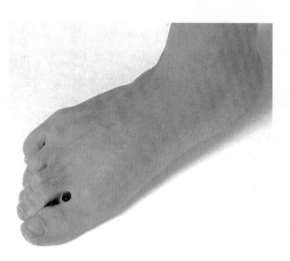

세 손가락을 이용한 경혈자극

허약체질

브러쉬요법의 반복이 한층 효과적
명문(命門)의 경혈을 잡는 법

명문의 경혈은 제2요추와 제3요추 사이에 있는데 복부의 바로 옆에서 제일 밑에 닿는 늑골(제11늑골)의 아래가장자리를 좌우로 연결한 선상에 해당한다.

명문의 경혈은 선천의 원기가 깃드는 곳이라고 하며 출생하면서부터 갖고 있는 체질을 건강하게 한다는 이유로 옛날부터 허약체질 개선에 자주 사용하여 왔다.

그리고 신주(身柱)와 같이 어린이병 전반에 듣는다고 전해지고 있다.

자극법으로는 은립을 붙이든가 뜨겁지 않는 간
접 뜸이 좋을 것이다 . 또 밤에 우는병, 간질병 등
에서도 응용하고 있지만 허약체질 개선에는 브러
시요법이 효과가 있으므로 꾸준히 치료하는 것이
바람직하다.

명문(命門)

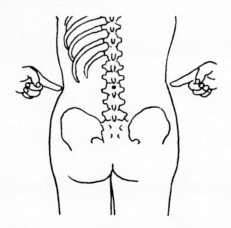

허약체질이라는 것은 앞에서 말했듯 밤에 우는 병이나 간질병은 물론이고 감기에 걸리기 쉽고 자주 기침을 하거나 소아 천식으로 비실거리기도 한다. 또 소화불량을 자주 일으키며 안색이 언제나 나쁘고 토하거나 설사를 반복하는 만병의 원인이다. 허약체질 상태는 초등학교에 가게 되었어도 낫지 않는 어린이도 있겠지만 여기서는 특히 취학 전의 유아의 허약체질에 대해서 논한다.

　가장 주의할 것은 허약체질의 어린이에 한정된 것이 아니며 어린이의 신체라는 것은 어른신체와 똑같은 것이 아니라는 것을 잘 알아두어야 할 것이다. 각종의 기능으로서도 성인과는 다른 작용을 한다고 생각하고 절대로 어른의 신체와 비교해서는 안 된다. 어떤 이변이 있으면 반드시 소아과의 의사에게 보이도록 하고 긴급인 경우 이것의 연장으로서 경혈요법을 하든가 소아천식 등 만성적인 것에 대해서 의사와 의논한 후에 경혈요법을 하는 것이 바람직하다.

　탈수상태로 죽어가던 어린이가 명문의 경혈자극으로 숨을 되돌렸다는 실례가 있었다는 것도 기억하자.

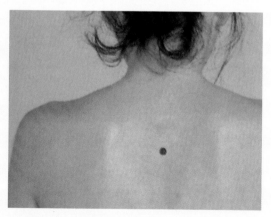

은립을 이용한 신주(身柱)의 경혈자극

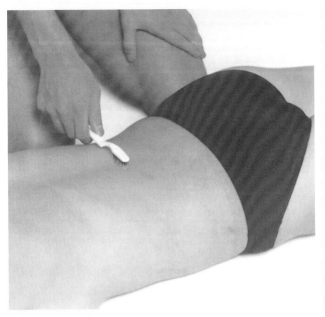

치솔을 이용한 명문(命門)의 경혈자극

밤에 우는 병 간기

긴급할 때는 이쑤시개의 자극이 효과적
신주(身柱)의 경혈을 잡는 법

신주는 등골의 제3흉추와 제4흉추사이 (제3흉추 극 돌기의 밑의 선)에 위치한 경혈이며 어린이의 경우 쉽게 찾지를 못하므로 목 밑에 있는 커다란 뼈의 돌기(제7경추 극 돌기) 부근에서 등골을 따라 살며시 손끝으로 눌러보기 바란다. 견갑골(肩甲骨) 위 3분의 1정도의 높이에서 어린이가 아파서 몸을 비트는 곳이 신주의 경혈이다.

신주와 명문의 경혈은 어린이 병의 기본 조정점이라 하며 어린이병 전반에 잘 듣는 곳이다.

「산기의 뜸」 (신주에 뜸을 뜨는 것)이라 하는데

어린이 이므로 간접 뜸이나 은립을 붙이는 곳이 좋을 것이다. 집모 침에 의한 자극도 대단히 잘 든는다. 아무 기구도 없을 때는 이쑤시개를 가지고 둥근 부분으로 가볍게 자극을 주는 것도 좋은 방법의 하나이다.

신주(身柱)

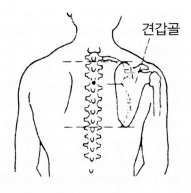

견갑골

어린이가 밤에 울고, 잠을 자고 있는 도중에 불안에 싸여서 갑자기 일어나는 밤에 놀라는 병과 같으며 소아 신경증이라 한다.

　어른의 경우 노이로제에 해당하는 것이다. 밤중에 조그만 소리에도 겁에 질려 울어대는 것이며, 원인을 병이 잠복하고 있는 이외는 대개 환경적인 원인에서 온다.

　쉴 새 없이 계속되는 소음이나 텔레비전, 라디오의 소리 공해 등이 어린이의 신경을 흥분시키는 외에 어린이에게 무려한 일을 강요하거나 애정이 희박하게 되었을 때에 혹은 부부사이의 싸움 등은 어린이의 신경을 과민하게 만들어서 밤에 우는 원인이 될 때가 있다.

　이밖에 낮에 본 영화나 텔레비전의 무서운 장면을 꿈에 보고 울어대는 일은 흔히 있는 일이다.

　간기라는 것은 이와 같이 신경이 과민한 상태를 말하며 사소한 일에도 금새 놀라거나 떼를 쓰면서

울어댄다.

간기가 강해지면 때때로 경련을 일으킬 때가 있다.

옛 부터 어린이의 밤에 울기, 간기에는 「산기의 뜸」이 잘 듣는다고 하고 있다.

긴급할 경우는 집모 침이나 이쑤시개의 둥근 부분으로 부드럽게 자극을 주면 효과적이다.

또 체질적으로 간기가 세거나 신경 과민한 어린이에게는 부드러운 브러쉬를 가지고 신체의 부드러운 곳, 가령 팔의 안쪽이던가 가슴이나 배, 등을 빠른 속도로 문질러주는 것을 반복하여 주면 체질개선의 효과가 있다.

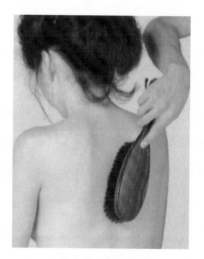

부러쉬로 등을 맛사지

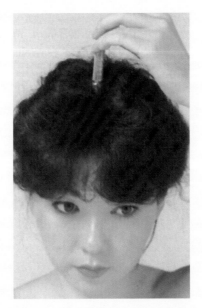

집모침을 이용한 백회(百會)의 경혈자극

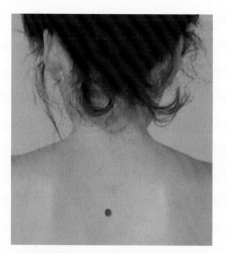

은립을 이용한 신주(身柱)의 경혈자극

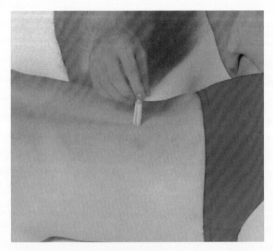

묶은 이쑤시개를 이용한 명문(命門)의 경혈자극

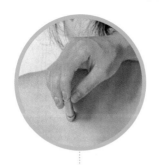

굳기,
마비를
없애는
즉효경혈

40견(肩) 50견(肩)

통증을 없애고 혈액순환을 좋게 한다.
천종(天宗)의 경혈을 잡는 법

등의 좌우에 견갑골이라고 하는 삼각형의 굵직한 뼈가 있다. 가슴을 펴거나 어깨를 들어 올리면 크게 튀어나온 뼈이다. 이 삼각형의 바로중심에 뼈가 얇아져서 들어간 곳이 있다. 여기가 천종의 경혈이며 누르면 반응이 있다. 천종의 경혈에는 견갑상 신경 한쪽 끝에 와있고 여기에 자극을 주어서 통증을 멈추게 하고 혈핵 순환을 좋게 하는 것이다.

경혈요법과 병행해서 가벼운 운동이나 마사지를 해주면 좋다. 그리고 통증이 있는 어깨를 따뜻하게 해주는 것도 매우 중요하다.

천종(天宗)

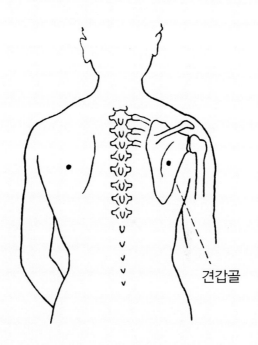

견갑골

무심코 어깨나 팔을 움직였을때 뚝 소리가 들리면서 통증을 느끼고 팔을 앞뒤로 움직이거나 돌릴 수가 없게되어 행동이 부자연스러워 넥타이를 맬 수 없을 정도로 되는 것이 50견의 승상이다.

　소위 50견이라고 하는 것에는 두 종류가 있다. 첫째는 강한 통증을 수반하는 것이며 견관절 주위염이라 하고 근육이나 건, 신경이라는 연한 조직의 염증이던가 유착에 의해 생기는 것. 두 번째는 영어로 프로우즌 숄더 (언 어개)라 불리우는 것이며 관절 그것에 석회질이 침착하거나 변형이 있어서 어깨가 움직이지 않게 되는 것이며 이것은 통증을 수반하지 않는다.

　경혈요법에서 효과가 좋은 것은 첫 번째의 것이다.

통증이 있은 후, 4, 5일이 지나면 급성기도 막바지에 가까워지므로 경혈요법을 가하면서 어깨를 움직이는 훈련을 한다. 아프다고 해서 너무 어깨를 쓰지 않으면 어깨의 관절이 굳어져서 움직이기가 불편하다. 무리하지 않을 정도로 어깨를 움직이는 것이 40견, 50견을 빨리 고치는 비결이다. 더운찜질 등의 온열치료도 효과가 있다.

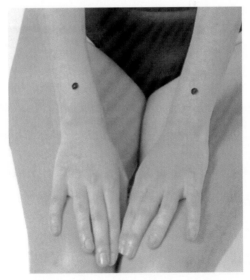

은립을 이용한 외관(外關)의 경혈자극

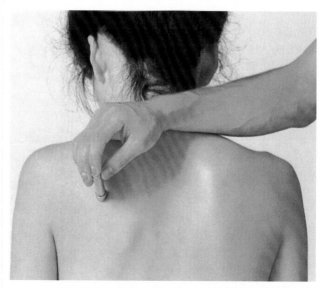

집모침을 이용한 천종(天宗)의 경혈자극

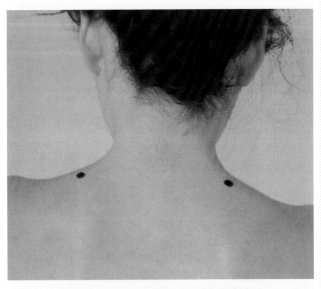

은립을 이용한 견정(肩井)의 경혈자극

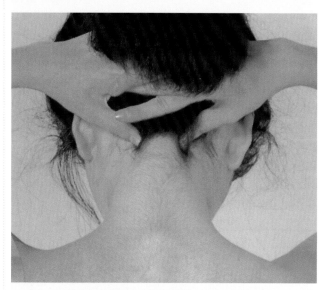

엄지를 이용한 천주(天柱)의 경혈자극

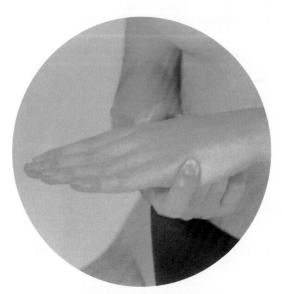

검지를 이용한 경혈자극

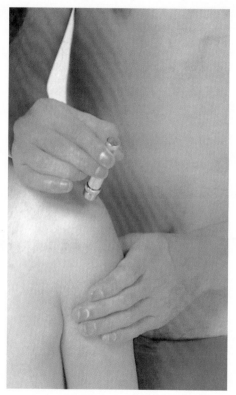

집모침을 이용한 견우(肩髃)의 경혈자극

허리통증, 삔 허리

당기는 피부를 부드럽게 한다.
대장유(大腸兪)의 경혈을 잡는 법

허리의 좌우에 있는 골반을 장골(腸骨)이라 한다.

이 좌우의 장골 끝, 만지면 툭 나온 부분을 연결한 선과 등골이 교차한 선을 제4요추의 극돌기라 하며 이 제4요추 밑의 뼈 사이에서 좌우로 가로2횡지(둘째와 가운데손가락의 모은 폭)의 곳이 대장유의 경혈이다.

지압은 경혈의 위치에 손가락을 놓고 다른 한쪽 손을 위에 겹쳐서 체중을 실은 것처럼 하면 좋을 것이다.

대장유(大腸俞)

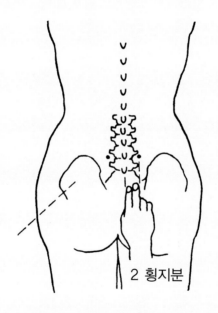

2 횡지분

허리통증은 인류에 있어서 숙명적인 것이다. 인류가 두 발로 일어서게 되면서 손이 자유롭게 되고 뇌가 상당히 발전을 하였지만 그 대가로서 얻어진 것이 허리 통증이다.

허리는 항상 무거운 머리부와 몸통을 지탱하고 있지 않으면 안 된다. 때문에 허리뼈의 노화는 빠르고 변형도 많이 볼 수가 있다.

허리통증에는 여러 가지 원인이 있으나 크게 세 가지로 분류한다.

첫째는 허리의 근육이나 인대(靭帶), 뼈의 병이나 변형에 기인하는 것이다.

두 번째는 신경성이며 신경의 염증이나 외상 등에 의한 신경통, 뼈나 관절의 변형이나 종양에 의한 신경의 압박으로 생기는 통증을 들 수가 있다. 끝으로 관련통이라 불리 우는 것이며 부인과나 비뇨기의 병 또한 위장병 등 다른 장기의 병이나 이상에 의하여 생기는 허리통이다.

갑자기 무거운 것을 들려고 하거나 무리하게 운동을 하였을 때에 생기는 심한 통증에 삔 허리가 있다. 외력에 의해 근이나 건에 소 출혈이나 단렬(잘림줄) 이 생겨서 일어나는 것이지만 이 증상이 심한 것이 추간판(椎間板) 헤르니아이다.

척추골사이에 있고 자극을 받는 역할을 하고 있는 추간판이라는 연골이 삐져나오거나 깨져서 허리의 신경을 압박하여 통증이 생기는 것이다.

이와 같이 허리통증의 원인은 다양하고 원인에 따라서 나타나는 통증도 가지가지다. 허리통증의 원인을 고치는데는 전문의에 의한 치료가 필요하나 경혈요법으로서 통증을 없애거나 부드럽게 해준다. 의자에 앉는다는 등 생활양식의 개선이나 운동도 허리통증 치료에 가장 중요한 것이다.

또한 부인과 질환에 의한 허리통증에는 차요(次髎)나 대혁(大赫)이 유효하다.

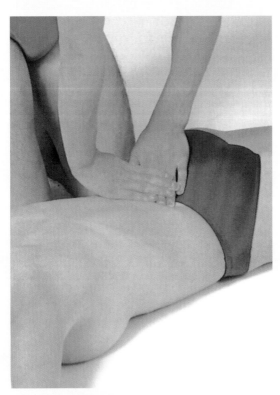

겹친 손을 이용한 대장유(大腸兪)의 경혈자극

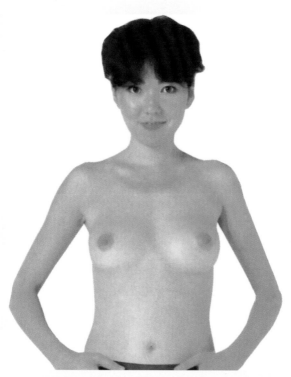

지압을 이용한 대혁(大赫)의 경혈자극

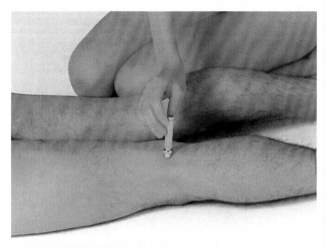

집모침을 이용한 위중(委中)의 경혈자극

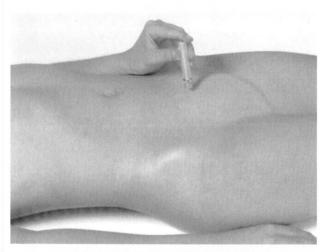

집모침을 이용한 중극(中極)의 경혈자극

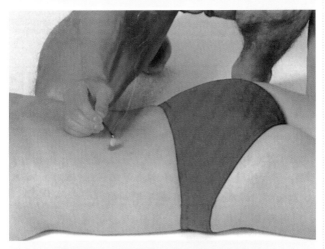

간접뜸을 이용한 지실(志室)의 경혈자극

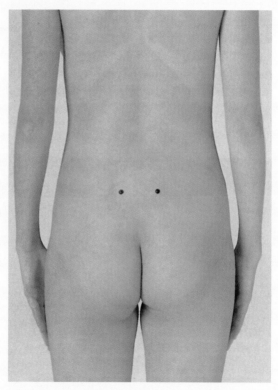

은립을 이용한 차요(次髎)의 경혈자극

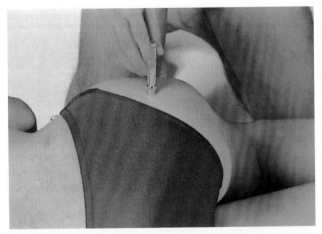

집모침을 이용한 환도(環跳)의 경혈자극

두통, 머리가 무겁다

머리 중앙의 자극이 효과적
백회(百會)의 경혈을 잡는 법

50cm정도의 끈을 두 개 준비한 다음 먼저 한 개를 얼굴의 정면, 코끝에서 미간을 지나 후두부의 들어간 곳까지 똑바로 걸친다. 이것이 머리의 정중앙선이다.

나머지 하나의 끈을 머리 위를 통해서 오른쪽 귀에서 왼쪽 귀에 걸친다. 이때 귀는 앞으로 굽혀서 생기는 상부의 올라간 곳에 끈의 위치를 맞춘다. 이렇게 하여 두 끈의 머리 꼭대기에서 만난점이 백회의 경혈이다.

백회라는 경혈은 내려간 것을 끌어 올리는 작용

을 행한다. 때문에 위하수, 자궁탈, 탈홍 등에도 잘 든다.

또 백회부근을 살펴보면 북종(부드러운 느낌)이 있는 사람에는 월경이상 등의 산부인과 질환 또는 자주 빈혈 증세를 느끼고 있는 사람이 있어 평상시의 생활건강의 바로미터라는 역할을 하고 있다.

백회(百會)

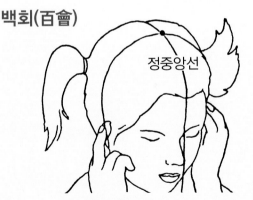

정중앙선

귀의 밑으로 집어서 생기는 상부에
솟은 위치에 맞춘다.

「머리가 지끈지끈한다. 머리가 무거워서 일이 손에 잡히지 않고 식욕도 없다」라는 것은 누구나 한 번쯤은 경험을 해 보았을 것이다.

이 두통, 편두통, 머리가 무겁다고 하는 것의 원인을 살펴보면 다음과 같다.

첫째는 머릿속을 지나고 있는 동맥(혈관)의 확장에 한 요인이 있으며 가령 식품이나 약물의 섭취에 의해 혈액속의 혈관을 크게 하는 물질이 들었을 때, 반대로 혈관을 수축시키는 물질에 의해 강하게 수축한 혈관이 원상태로 되돌아 올 때에 두통이 생긴다.

흔히 공기가 나쁜 장소에 오래 있으면 두통을 느낀 경우도 이것과 같은 경우며 산소를 보내기 위해 혈관이 갑자기 팽창되기 때문이다.

둘째는 근육의 긴장에서 오는 두통이 있다. 즉 목줄기나 어깨굳기에서 오는 것이다.

셋째가 원인이 확실치 않는 심인성(心因性)의 두통

이며 근심거리나 고민, 프러스트레이션(frustration) 등으로 생긴다.

이것들의 심리적인 요인은 앞에서 두 가지의 두통 원인의 도화선이 되는 경우가 많다.

이상 세 가지에 대해서 경혈요법은 대단한 효과를 나타낸다.

이밖에 두통의 원인으로서 머릿속의 뇌질환이나 염증 등의 병이 있을 때나 두부외상후의 두통, 후두 신경통 등이 있다.

두통이 빈발하거나 통증이 심하게 계속될 때에는 전문의에 진단을 받도록 하여야 한다.

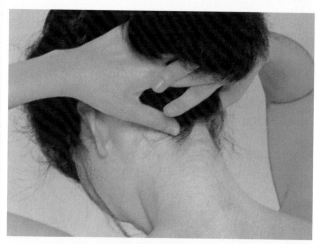

엄지를 이용한 천주(天柱)의 경혈자극

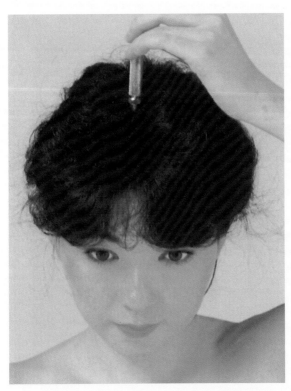

집모침를 이용한 백회(百會)의 경혈자극

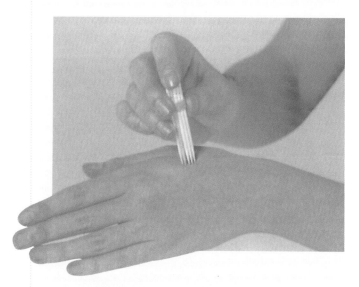

엄지를 이용한 천주(天柱)의 경혈자극

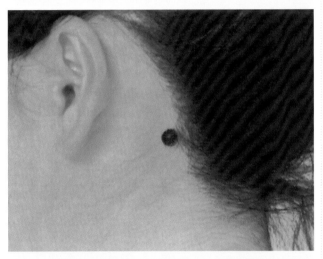

은립을 이용한 풍지(風池)의 경혈자극

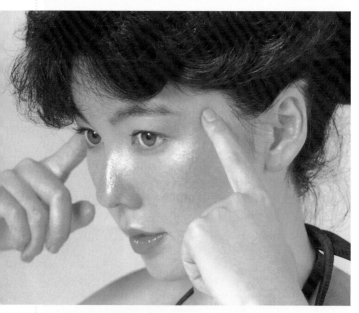

검지를 이용한 객주인(客主人)의 경혈자극

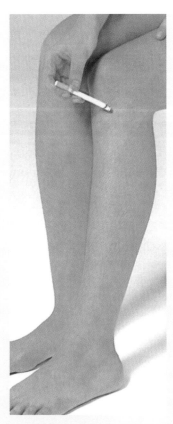

담배뜸을 이용한 족삼리(足三里)의 경혈자극

목의 굳기

미용에도 좋은 특효성혈
천주(天柱)의 경혈을 잡는 법

목 뒤의 중앙에 들어간 곳이 있다. 그 양쪽에 세로로 두 개의 근육이 있어 이것을 증모근(增帽筋)이라 한다.

이 증모근의 외측 가장자리에서 두개골의 하단 언저리와 만나고 있는 곳에 목 응고의 비혈 즉 천주의 경혈이다.

손가락으로 눌러보면 건강할 때는 상쾌한 아픔이라고 표현할, 좀 아프면서도 기분이 좋은 느낌이 있으나 응고가 심할 때는 통증을 세게 느낀다. 엄지손가락을 경혈에 대고 어느 정도 머리를 들어

올리는 것 같이 누르면 효과가 있다.

인간의 신체구조상 목뼈는 허리의 뼈와 깊은 관련이 있으므로 허리통증일 때도 이 천주가 대단히 잘 듣는다는 것을 알아 두는 것이 좋다.

천주(天柱)

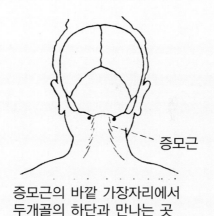

증모근

증모근의 바깥 가장자리에서
두개골의 하단과 만나는 곳

인간의 신체부위에서 제일 무거운 두부를 받치고 있는 데가 목이다. 더구나 오랜 세월 동안을 받치고 있는 것이므로 목에 주는 부담은 상당히 큰 것이다. 때문에 목의 굳기라는 것은 누구에게나 있을 수 있는 증상이지만 실은 다른 병이 원인이 되어 있을 경우가 압도적으로 많다.

가령 3차(三叉) 신경통, 후두신경통, 눈의 피로, 고혈압, 저혈압, 타박상 등의 외상에 기인한 것이나 목뼈의 변형으로 때로는 내장질환에서도 목의 굳기가 생긴다. 이밖에 직업적으로 키펀처, 세밀한 일을 해야 하는 직업인에게 많다.

병과의 관련에서 말하면 가령 메니엘병에서는 발작 전에 전구증상(前區症狀)으로서 목이 뻣뻣해질 때가 있긴 하지만 이런 증상을 치료함으로써 어지러움 증의 발작을 피할 수가 있었다는 예도 있다.

목의 굳기는 다른 병이 원인이라는 예가 많지만 목의 굳기가 또한 다른 병의 원인이 되는 경우도 있으므로 주의하기 바란다.

또한 목의 뻣뻣함을 느끼지 않고 있으면 안면의 혈액순환이 좋게 되고 흔히(클레오파트라의 미용법)이라고 불리우 듯이 피부에 탄력이 생기고 주름도 생기지 않게 되며 더없이 좋은 미용법이라고 할 수 있겠다.

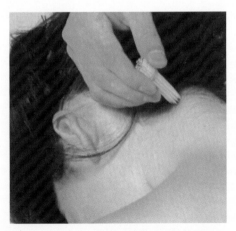

묶은 이쑤시개를 이용한 천주(天柱)의 경혈자극

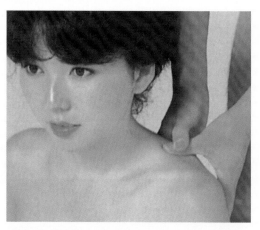

겹친 손가락을 이용한 견정(肩井)의 경혈자극

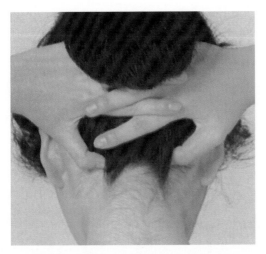

엄지를 이용한 풍지(風池)의 경혈자극

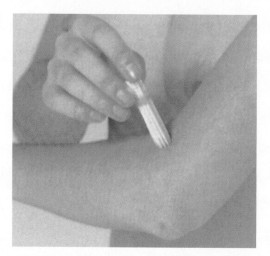

묶은 이쑤시개를 이용한 곡지(曲池)의 경혈자극

즉효경혈 60혈

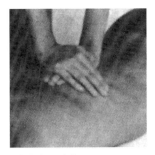

격유(膈兪) 딸국질
감기 동계·숨차기 흉통 늑간
신경통 숙취 간장병

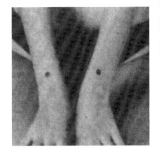

외관(外觀) 손이나
손가락마비 어깨굳기 40肩·
50肩 팔꿈치통 팔마비

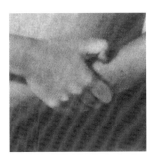

온유(溫溜) 치통
손가락저림 어깨굳기 목굳기
두드러기

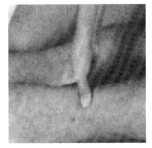

위중(委中) 좌골신경통
목굳기 허리통 무릎통

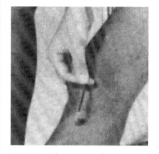

족삼리(足三里)
*기본조정점
두통 · 머리가 무겁다. 치통 만성위통 흉통 늑간신경통 식욕부진 소화불량 축농증

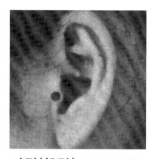

기점(飢點) 금연과 비만

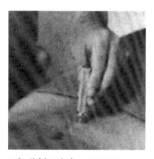

기해(氣海) 정력증강
저혈압 빈혈 식욕부진 만성위통 냉성피로 기억력감퇴

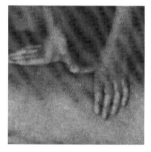

간유(肝俞) *기본조정점
마음의 조바심 저혈압 · 빈혈 간장병 숙취 불면증 가성근시 안정피로

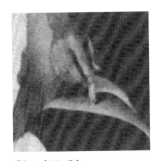

환조(環跳)
다리관절의 통증
허리통

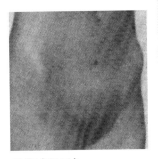

관원(關元)
여드름 · 부스럼
두드러기 소화불량 · 구토
생리통

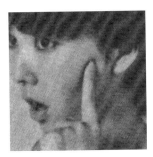

하관(下關) 얼굴통증
삼차신경통 치통 안면마비
턱관절염

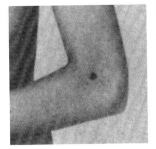

곡지(曲池) 팔꿈치
팔통증저림 목굳기 손끝저림

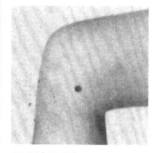

곡천(曲泉)
무릎통증
간장병 요도염 소변이상
마음의 조바심

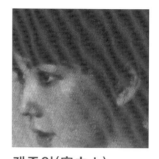

객주인(客主人)
눈피로 어지로움증 가성근시
두통·머리 무거움증 三叉신
경통

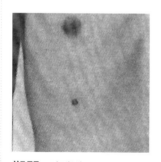

期門 간장병
흉통 늑간신경통 두드러기 숙
취

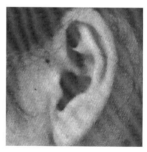

교감(交感)
금연과 비만

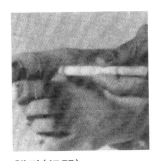

행간(行間)

불면증 쥐난 것 간장병 가성
근시 야뇨증 소변이상 임포텐
쯔 눈피로

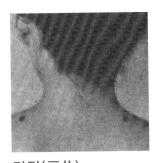

견정(肩井)

어깨굳기 목굳기 40肩·50肩
눈피로 귀로 귀울림 잠잘못잠
고혈압 발꿈치통 팔마비

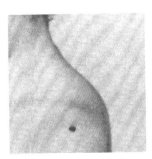

견우(肩髃) 두드러기

40肩·50肩 여드름 부스럼 손
끝저림 팔꿈치통 팔저림

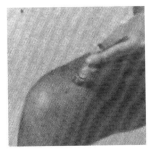

혈해(血海) 생리불순

다리관절의 통증 무릎통증 치
질 구토 갱년기 장애 생리통

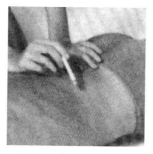

지실(志室)
피로 · 기억력감퇴
여드름 부스럼 천식 두드러기
허리통 냉성 정력증강 불감증
임포텐쯔

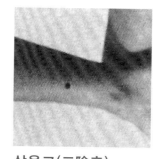

삼음교(三陰交)
생리통 여드름 부스럼 무릎
통증 생리불순 냉성 불감증
발붓기 열

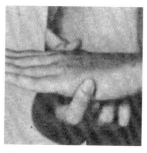

후계(後谿) 잠잘못잠
목굳기 40肩 · 50肩
손끝저림

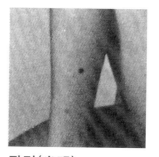

광명(光明)
가성근시
눈피로 쥐남 백내장
좌골신경통

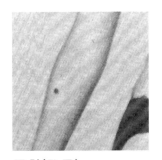

공최(孔最)

치질 팔꿈치통 팔마비 기침
목통증 소아의 허약체질
목쉰소리

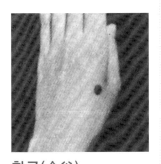

합곡(合谷)

얼굴부스럼 여드름 부스럼 삼
차신경통 눈피로 축농증 치통
두드러기 손끝마비 가성근시 목
통증

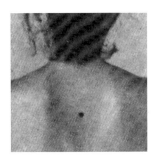

신주(身柱)

밤울보 · 간기
감기 천식 불면증 야뇨증 소변
이상 허약체질

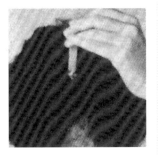

상성(上星)

축농증 · 알레르기성비염
두통 현기증

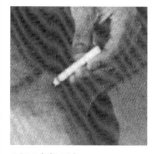

상구(商丘)
소화불량 · 구토
차멀미 식욕부진

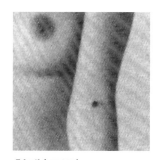

척택(尺澤)
기침 · 목통증
감기 천식 팔꿈치통 팔마비
축농증

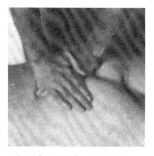

차료(次髎) 불감증
변비 설사 좌골신경통 치질
생리통 냉성야뇨증 소변이상
임포텐쯔 생리불순

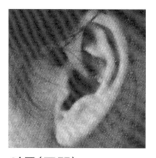

이문(耳門)
귀울림
현기증 만성귀질환 난청
턱관절염

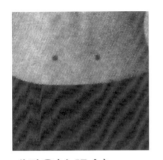

대장유(大腸兪)
허리통 · 삔다리
변비 설사 다리관절통 좌골신
경통 치질 생리통

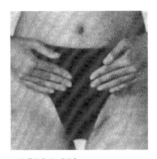

대혁(大赫)
임포텐쯔 생리불순 불감증
야뇨증 소변이상
부인과 질환에서 오는 허리통

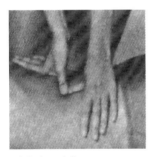

신유(腎兪)
＊기본조정법
고혈압 저혈압
빈혈 귀울림

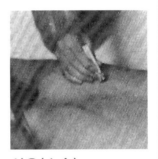

심유(心兪)
저혈압 · 빈혈
천식 동계
숨차기 고혈압

215

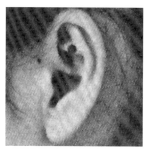

신문(神門)[귀]
금연과 비만
마음의 조바심

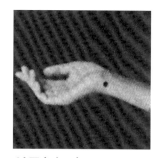

신문(神門)
마음의 조바심
동계 숨차기 저혈압 빈혈
불면증 식욕부진 변비

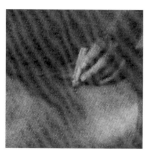

천추(天樞)
식욕부진
만성위통 변비 설사 소화불량
구토

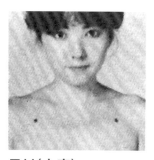

중부(中府)
천식
감기 기침 기관지염 유선염
구토

216

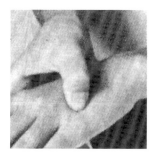

중저(中渚)
현기증 · 어지러움증
삼차신경통 귀울림 손끝저림
차멀미

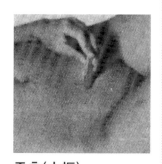

중추(中樞)
야뇨증 · 빈뇨 허리통 좌골
신경통 생리불순 생리통 불감
증 임포텐쯔 정력증강

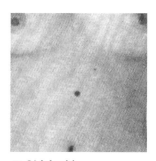

중완(中脘)
만성위통 여드름 부스럼 불면
증 차멀미 두드러기 숙취 소화
불량 구토 정력증강 간장병 식
욕부진

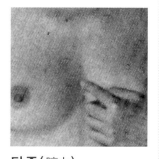

단중(膻中)
동계 · 숨차기
저혈압 빈혈 가슴통 늑간 신경
통 천식 딸국질 젖부족

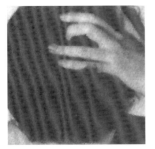

백회(百會)
두통 · 머리무거움증
숙취 조바심 현기증 고혈압 저
혈압 빈혈 불면증 차멀미 치질
가성근시 야뇨증 밤울기

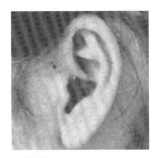

폐(肺)
금연과 비만

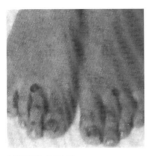

내정(內庭)
차멀미
소화불량 구토

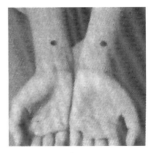

내관(內關)
가슴통증 · 늑간신경통
마음의 조바심 동계 숨차기 차
멀미 소화불량 구토 손끝저림
금연과 비만 딸꾹질

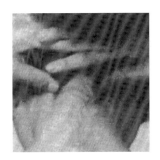

천주(天柱)
목굳기
두통 · 머리무거움 현기증 축
농증 어깨굳기 40肩 · 50肩
잠잘못잠 고혈압.

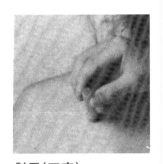

천종(天宗)
40肩 · 50肩
어깨굳기 목굳기 테니스팔꿈치
팔꿈치통 유즙부족 천식 배근통

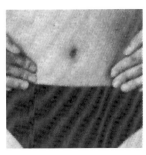

복결(腹結)
변비
설사 붓기

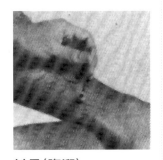

복류(腹溜)
냉성
귀울림 저혈압 빈혈 정력증강
피로 · 기억력감퇴 임포텐쯔

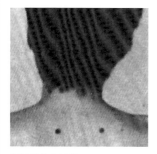

풍문(風門)
감기
어깨굳기 기침 천식 비염

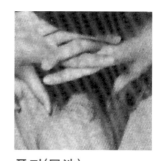

풍지(風池)
숙취 두통 머리무거움증 눈피로 축농증 목굳기 기침 목통증 잠잘못잠 불면증 가성근시 감기

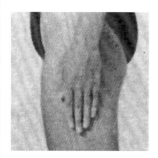

풍시(風市)
고혈압
다리관절통 무릎관절통 허리통 하지통증 발의 마비

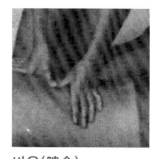

비유(脾俞)
＊기본조정점
저혈압 빈혈 만성위통 소화불량 위궤양 당뇨병 구토 붓기

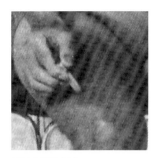

양구(梁丘)

설사
무릎통 기침 목통증
만성위통

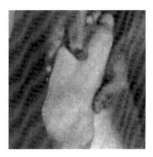

용천(湧泉)

발붓기 · 열
마음의 조바심
쥐나기

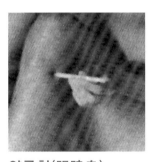

양릉천(陽陵泉)

쥐일어나기 잠잘못잠 다리관
절통 허리통 좌골신경통 무릎
통 생리불순 발의 붓기 · 열 삼
차신경통

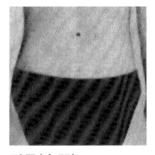

명문(命門)

허약체질
밤울기 간기증 정력증강 허리
통 생리불순

특효혈

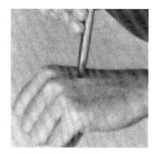

낙침혈(落枕穴)
잠잘못잠(落枕)

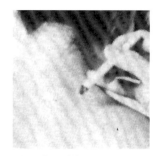

치천(治喘)
천식

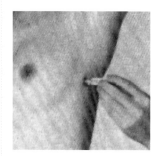

복하점(腹下點)
가슴통 · 늑간신경통

경혈자극요법

2014년 4월 10일 초판1쇄 인쇄

저　　자　　고목건태랑
감 수 자　　정 종 선
발 행 자　　유 건 희
발 행 처　　삼성서관

등록날짜　　1992. 10. 9
등록번호　　제300-2002-153호
주　　소　　서울시 종로구 종로50길 5-7
　　　　　　(창신동)우일빌딩 401호
전　　화　　02-764-1258